看護師の
ための

医療安全
につながる
接遇

自分と患者を守るコミュニケーション力

福岡 かつよ
医療接遇コンサルタント

中央法規

はじめに

「えっ、接遇が医療安全?」

本書のタイトルを見て、あなたは「?」と感じてこの本を手に取ってくださったのでしょう。

本書は、下記のような目的のヒントになる内容です。

- 患者さんやチーム間で良好な関係を構築して、安心・安全な医療を提供したい
- ヒヤリハットやインシデントを未然に防ぎたい
- 実際にいま、患者さん対応やチーム間(部下育成)で悩んでいて、解決したい

　突然ですが、患者さんはあなたが勤務する病院(クリニック)に訪れるとき、どのような状態でしょうか。

　通りがかりに「立派な建物だ、今度機会があったら行ってみよう」とか、「雰囲気がよさそうだから行ってみたいな」という状態でしょうか。

　健康な赤ちゃんを産む産科などの肯定的な状態もあります。しかし、一般的には病院に行くときは、調子が悪い、病気かもしれない……と痛みやつらさ、そして不安や緊張といったネガティブな状態です。

　患者さんは「○○に旅行に行く」とか「お給料をもらったからワンピースを買おう」といったワクワクする、楽しい状態ではないのです。

　人はワクワクするとか楽しいといった感情のときは、前向きで肯定的で、ちょっと気になることがあっても受け入れることができ、許せる心のゆとりがあります。

　しかし、その反対の痛みやつらさがある、不安や緊張といった負の感情のときは、ささいな一言、ちょっとしたことが気になります。

　そんな状態の患者さんをサポートする医療現場のスタッフ、とくに看護師のみなさんに少しでもお役に立ちたいと思い、この本を書きました。

　私は、福岡かつよと申します。20年以上、医療・介護現場に特化した医療接遇コンサルティング、研修、講演活動を行ってきました。

　10万人を超える医療現場を支える医療者の皆さんとともに、安心・安全な医療環境のために接遇力向上に取り組んでいます。本書では、そのなかで培ってきた医療現場に求められる接遇について紹介しています。

相手の心の中は手に取るように見えるわけではありません。いくら看護師として患者さんや同僚への考えや想いがあったとしても、伝わらなければもったいないのです。あなたのもっている技術や知識、人間力は言葉と行動で伝達されるのです。

　この伝達こそが「医療接遇」なのです。

　「接遇」と聞くと、接客マナーをイメージする人が多いでしょう。「おじぎの角度は何度」「挨拶は笑顔で」などが代表的です。確かにこれらも接客マナーとして大切なことではあります。しかし、医療機関での接客マナーは接遇のごく一部にしか過ぎないと私は考えています。ですから、本編には一般的な接客スキルやビジネスマナーは出てきません。

　看護師に求められるのは、高い看護技術で早期回復に努めること、患者さんの痛みやつらさに寄り添うことなど、安心安全な医療の実践ではないでしょうか。

　私の伝えたいことは、「医療接遇は医療安全につながる」ということです。

　医療接遇は、これが正解、不正解といった、明確に数値化できるものではありません。

　本書を読み進めるなかで、「これも接遇のひとつなのか」といった新しい発見もあると思います。

　私はクライアント先の看護師のみなさんに、「あなたはどんな医療人になりたいですか？」と訊ねています。本書を通じて医療現場での接遇が重要な理由、継続することの大切さなどを理解することで、医療者としてのあなたの理想に近づく、その成長の一助になれば幸いです。

2020年10月

福岡 かつよ

目次

part 1 「医療」の差は「接遇」の差で決まる

part 2 医療現場で起こるコミュニケーション・ギャップの正体
自分とのコミュニケーションで「言葉」と「行動」が変わる

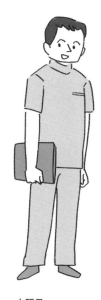

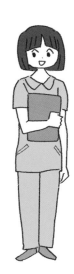

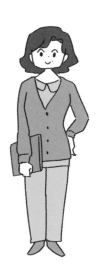

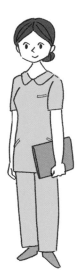

中堅君
勉強家で高い技術をもっているが、マイペースなところがある

新人ちゃん
頑張り屋さんで明るいムードメーカーだけど、おっちょこちょい

師長さん
みんなに頼られるしっかり者。部下とのコミュニケーションに心を砕く

プリセプター先輩
面倒見がよいお姉さん的存在。自分の看護を実践するために試行錯誤している

part **1**

「医療」の差は
「接遇」の差で決まる

あなたの接遇力はどのくらい？

　これまで私が20年以上にわたり医療接遇コンサルティングを通じて出会った看護師は、高い専門性を持つ非常に優秀な方ばかりです。全国各地、急性期病院から地域のクリニックまで、質の高いケアを受けることができるのは、国家資格を持ち、専門職として日々研鑽を積む看護師のみなさんの活躍があってこそです。

　接遇の大切さを説かれたとき、あなたならどう答えますか。

　接遇に対してあまり肯定的でない感想を持つ看護師もいるのではないでしょうか。

　「医療接遇」は、自分自身が看護師としてどうありたいのかを知る機会でもあります。

　なぜ医療現場では接遇が必要なのか、まずあなたの現在の接遇に対する意識をチェックしてみましょう。できていればYES（○）、できていない、考えていない場合はNO（×）を記入してください。

接遇って大切ですか？

レベルが高い医療・看護を
提供しているのだから、
接遇なんて必要ないのでは？

医療現場は忙しくて
それどころではない

言葉づかい？
私は患者さんとより親しくなるために、
友達のように話をしているのに、
何がいけないの？

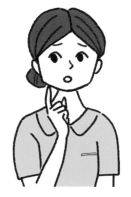

医療接遇意識チェック

		現在		1か月後		3か月後		半年後	
		月	日	月	日	月	日	月	日
1	接遇やコミュニケーション力を高め、患者さんやその家族が満足してくれる対応ができる看護師になりたい								
2	ヒヤリハットやインシデントを未然に防ぎたい								
3	医療はチーム連携なので、スタッフ間（部署間）でのコミュニケーション・ギャップはない								
4	上司または患者さんから接遇やコミュニケーションについて指摘（注意）を受けたことはない								
5	継続的に現場で活かす接遇・コミュニケーションのエッセンスを知りたい								
6	正直なところ、自分では接遇ができていると思う								
7	万が一病気になったら、この病院（クリニック）で自分も家族も治療を受ける								
8	毎日いきいきとやりがいを持ってこの病院（クリニック）で仕事をしたい								
9	目指す接遇が100点満点としたら、いまの接遇は何点ですか	／100点		／100点		／100点		／100点	
10	周りの人から見たあなたの接遇は何点ですか	／100点		／100点		／100点		／100点	

いかがでしょうか。YESとNO、どちらのチェックが多いですか。このチェックリストでは「現在あなたがどのくらい医療接遇を意識をしているか」がわかります。さらに、本書を読んだ1か月後、3か月後、半年後にチェックして、自分がどれだけ接遇を意識し、成長できたかも確認してみてください。

　1～8つの内容にすべてYESと答えたあなたは、すばらしい接遇意識をもっているといえます。とくに

7．万が一病気になったら、この病院（クリニック）で自分も家族も治療を受ける

8．毎日いきいきとやりがいを持ってこの病院（クリニック）で仕事をしたい

がYESということは、現在の職場ではうまくいっているということでしょう。

　それでは具体的に、医療の現場になぜ接遇が必要なのかを考えてみましょう。

患者さんの医療評価のポイントは？

　日本ではそれぞれの医療機関で機能の違いはありますが、診断・治療は基準や指針があり、標準化されています。そのため、提供する医療の質に天と地ほどの差はありません。

　しかし「あのクリニックは信頼できる」「あそこの病院には行きたくない」といった患者さんの声を聞くことがあります。インターネットでの口コミや近所の評判などを参考に、医療機関を選ぶ人も少なくありません。

　評判がよい医療機関とそうでない医療機関で提供する医療の差が極端にあるわけではないのに、なぜ評価に差が出るのでしょうか。

❀ サービスの悪い飲食店での話

　たとえば、飲食店を訪れたとき、店員に「この席が空いているからここ座って～！」と砕けた言葉で声をかけられたり、オーダーを伝えたのになかなか食事が出てこなかったり、料理の中に髪の毛が入っていたりしたらどう感じるでしょうか。

　どんなにおいしい食事を提供するお店だとしても、衛生管理に不信感を抱いたり、店員の態度を含めたサービスの質が悪かったりすると、再びそのお店に行きたいとは思わないでしょう。

　「食事は美味しいが、サービスは最悪」と、低評価の口コミになりま

食事が美味しくても評価は低い

食事が
美味しい！

不衛生　サービスが
悪い

す。

　これは、「美味しい食事」よりも、「サービス」つまり「対応の悪さ」が強く印象に残ってしまい、「美味しい食事を提供する」という目的から外れ、本末転倒になっている例です。私たちは、美味しい食事や楽しい食事という目的よりも、接客・接遇という過程を基準にその飲食店を評価する傾向があるのです。

　この例えは、医療接遇研修の場でよくお話することです。参加している医療者からは笑いが起き、大きくうなづいている姿を多く目にします。誰もが「そんなお店は嫌だ」「そんなサービスは受けたくない」と感じるからでしょう。

✽患者さんが医療機関をどう評価するのか

　一方、医療機関の場合はどうでしょうか。看護の仕事は、国家資格を持つ看護師が専門的な知識と技術を提供するもので、飲食店の接客とは違います。患者さんが求めているのは確かな医療です。

　ただし、評価するのは専門家ではなく、医療の知識や技術を持たない患者さんだということを医療者は忘れがちです。

　先にも述べたように、日本では標準化された医療が確立しています。同じ疾患で異なる医療機関を受診したとしても、診断や処方される薬に違いはほとんどありません。保険診療適用の医療は、医療費も診療報酬で決められています。だからこそ、患者さんはそれ以外の部分で、自分自身の納得する医療機関を選択するのです。その要素のひとつがあなたの「接遇力」です。

　では、医療の専門的な知識を持たない患者さんは、何を基準に評価しているのでしょうか。

✽診察室に入る前にすでに評価は決まっている

　あなたの病院でも患者満足度アンケートを年に数回実施しているかもしれません。その回答にはどのような内容が書かれていますか。

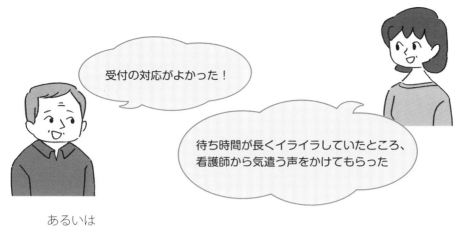

受付の対応がよかった！

待ち時間が長くイライラしていたところ、看護師から気遣う声をかけてもらった

あるいは

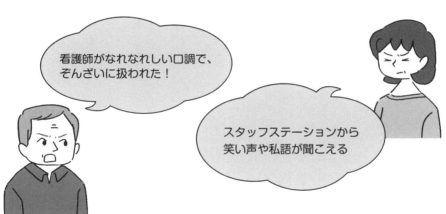

看護師がなれなれしい口調で、ぞんざいに扱われた！

スタッフステーションから笑い声や私語が聞こえる

など、ポジティブな意見からご批判までさまざまでしょう。

回収されたアンケートの内容で気づいた人もいると思います。あがってきた声のほとんどが「注射がとても上手だった」「医療知識をたくさん知っている」といった医療の技術や知識に関する評価ではなく、医療を提供する以前の「接遇」に対する評価なのです。

つまり、患者さんにとっては、「接遇」の良し悪しが「医療」の評価になることが多いのです。少し大げさな言い方をすれば、診察室に入る前にすでに患者さんはあなたの病院を星5つか星1つか評価しているのかもしれません。

●医療機関にかかるときの情報の入手先（%）

	入院	外来
家族・知人・友人の口コミ	71.9	70.6
医療機関の相談窓口	23.9	16.3
医療機関が発信するインターネットの情報	15.8	21.1
医療機関・行政機関以外が発信するインターネットの情報	9.8	12
新聞・雑誌・本の記事やテレビ・ラジオの番組	6.1	5.3
行政機関が発信するインターネットの情報	3.1	3.4
行政機関の相談窓口	5.6	2.3
医療機関の看板やパンフレットなどの広告	6.5	5
その他	12.1	10.5

●受療行動の調査概況（%）

	外来	入院
医師による紹介	37.3	51
交通の便がよい	27.6	24.3
専門性が高い医療を提供している	23.9	25.2
家族・友人・知人からのすすめ	18.5	22.5
医師や看護師が親切	15.6	23.3
建物がきれい・設備が整っている	7.8	12.7
その他	13.2	16.3

出典：厚生労働省・受療行動調査

Column

人気のある病院は、玄関に入った瞬間が違う

　日々の業務に追われすぎて、周りが見えなくなっていませんか。

　来院した患者さんが玄関を入ったとき、どこを見ているのでしょうか。そして、どのような声や音を聞いているのでしょうか。

　あいさつをする、笑顔で対応する、言葉づかいに留意する……。頭では理解していますが、日々、確実に実践することは難しいと感じていませんか。

　一般的に、病気に対して不安や緊張、痛みやつらさで患者さんは来院しています。その負の状態を、いかにキャッチするかが適切な医療につながっています。

　受付でキャッチした情報を外来看護師に連携する。そして、それらの情報をもとに医師が診察時に一人ひとりの患者さんのニーズにあわせた医療を提供する。この連鎖が、存在価値のある医療機関になっているのです。

　みなさんの病院（クリニック）を、患者さんは選びました。その期待に応えるには、心の中で「当院へようこそ」という気持ちで接してみてください。そうすると、驚くほどに業務はスムーズに流れていきます。

　医療の主役は患者さんなのです。

医療安全の目的とはなんでしょうか。

医療安全の目的

患者さんと医療者を守り、
適切・最善の医療・看護を提供・享受する環境をつくること

　看護師に限らず、医療者にとって医療事故防止は日々の積み重ねが求められる重要な課題です。

　そのため、医療者個人のスキル向上、マニュアル整備、医療上の感染症予防など、医療安全を継続するための対策は数多くあります。しかし、これらの方策のひとつに「接遇」に関する項目はほとんど含まれていません。

　そのため「医療安全」と「接遇」は、一見関係ないのではないかと、とらえがちです。本当にそうでしょうか？

　ご存じのように、国は医療事故防止のために2015年10月、医療事

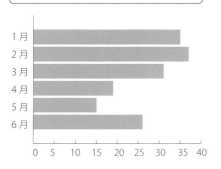

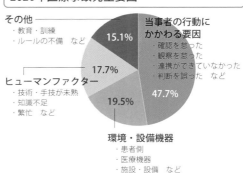

出典：日本医療安全調査機構（医療事故調査・支援センター）

故調査制度を発足しました。

　日本医療安全調査機構による「医療事故調査制度の現況報告」では、月平均に換算すると約30件の報告があります。さらに、医療事故誘発要因は現場のコミュニケーション不足、安全教育の不徹底、チェック体制の不備などがあるとしています。つまり、専門的なスキル以外が引き起こしているのです。

　具体的には、仕事への対応力や基本的なコミュニケーション能力などがあげられます。これらのスキルをアップし、患者さんと医療者、医療者間の関係を良好に保ち、医療安全を推進するのが医療接遇です。

▶ **Column** ◀

感染対策マニュアルはコピーすれば安心？

感染対策マニュアルは自院独自で作成したものでしょうか、それともどこかの医療機関のマニュアルをコピーして使用しているのでしょうか。

あるクリニックでは、院内でスリッパに履き替えますが、動線上の床は清潔・不潔が区別されていませんでした。そこで、新型コロナウイルス感染症の緊急事態用に、感染対策で有名な某大学病院のマニュアルを参考にしました。床にテープを貼って清潔・不潔領域を見える化したのですが、床にはいつも履き替えのスリッパが散乱していました。

これでは、車いすや杖をついた患者さんには安全とはいえません。緊急事態が発生した際には、置かれたスリッパを避けようと転倒する可能性もあると察しました。また、誰もが履く共用のスリッパを1回1回消毒をしていませんでした。

これは、他院の方法が自院にマッチするとは限らないという事例です。

どこかの医療機関のマニュアルをコピーして使った場合、ある一定の基準はクリアできるかもしれません。しかし、

①なぜそうするのか
②どうしたらこのやり方を自分たちのクリニックで上手に活用できるのか

という視点は生まれません。

なぜなら、患者層、疾患、地域性、スタッフの意識や能力・実践力など、他院とは異なる部分がたくさんあるからです。

重要なことは、自院にマッチした対策（マニュアル）を構築することです。

一人ひとりのスタッフが自院の状況を知り、「どうすれば安全な環境で安心して医療を提供できるか」を考えながら、問いと実践を繰り返すのが最もよい対策となります。

医療行為は「言葉」と「行動」である

　つらさや痛みを抱えて医療機関を受診している患者さんにとって、看護師の言葉や行動が大きな安心につながることは多くあります。

　看護師にとっても「安心、安全な看護を提供したい」という思いがあるでしょう。しかし、それを言葉や行動として示さなければ、患者さんには伝わりません。

　患者さんは診察や治療、ケアを受けるとき、「つらい症状がとれるのか？」「大きな病気が隠れているのではないか？」など、不安が強いものです。そんな患者さんの前に黙って立ち、黙ったまま処置やケアをする看護師はいないでしょう。

　「体調はいかがですか？」「何か心配なことはありますか？」などと声をかけたり、処置やケアの内容、治療経過や予後などを説明したりするでしょう。また、待合室でつらそうな患者さんがいれば、声をかけるでしょう。そのときの看護師の声かけや言葉、行動が患者さんの安心につながり、看護師としての信頼を得ることができるのです。

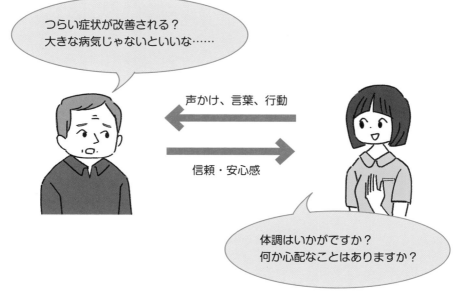

　「接遇」と「医療安全」をすぐに結びつけられる具体例のひとつに、診察室や待合室などの環境があります。

　感染予防のため、清潔不潔の徹底は看護師なら誰でも教育されてきました。さらに、物が雑然と置かれていて看護師がバタバタとせわしなく動き回っている場所は、ヒヤリハットのリスクが高くなります。その結果、事故につながることも知られています。どんなに優秀なスタッフが揃っていても、人はミスをするものです。ミスが生じやすい環境で医療を受けることは、患者さんにとって不利益となります。

　そのため、下記が医療現場では必須です。

- 患者さんが車イスでも進みやすいなどの動線
- 感染予防のためこまめに拭き掃除された受付カウンターなどの環境
- 整理整頓されている診察室やスタッフステーションなど

　また、整理整頓され、清掃が行き届いた環境は患者さんに与える印象に大きく影響します。安全で安心できる医療機関であることをその環境が示してくれるからです。患者さんはスタッフと言葉を交わすよりも前に「この病院なら安心して医療を受けられる」という印象を受けているのです。清潔で安全な環境を維持するのは、目に見える場所を掃除・整理し、患者さんの好印象を得るためだけではありません。院内全体で清潔・安全な環境を維持することは、医療のプロとして看護師がその能力を発揮するために必要不可欠なことなのです。

　このように、医療接遇は「接客マナー」ではなく、患者さんに安全な医療を提供する取り組みでもあるのです。

医療安全の5S活動	
①整理	必要なもの、不要なものを分別して不要なものは廃棄する
②整頓	必要なものがすぐに取り出せるように置き場所を決めてわかりやすく表示する
③清掃	掃除をして清潔な状態を維持し、物品を点検する
④清潔	整理、整頓、掃除を徹底する
⑤習慣化	①～④を習慣化する

高いスキルが発揮できる職場をつくる

　看護師にとっても、清潔かつ安全で動線が確保されている医療現場と、雑然としていて清潔が保たれていない医療現場では働きやすさが違います。高いスキルを持つ看護師でも、その力が発揮できない環境ではミスが生まれやすく、常に医療事故のリスクを抱えながら多忙な業務をこなさなくてはいけません。

　私が医療接遇コンサルティングを行う場合、まずは3か月間、徹底した環境整備を提案します。なぜなら患者さんに目を配るためには、自分たちが働く環境を整えることが大切で、それがよりよい医療接遇につながると考えているからです。

環境整備が及ぼすこと

清潔	➡	感染予防
安全	➡	動線確保（緊急時等）
迅速な対応	➡	物を探す時間の減少
乱れた環境を正す	➡	精神状態が安定する

患者目線で周囲を見る

　医療現場の環境整備は、患者さんに最善の医療・看護を提供するための接遇です。ヒヤリハットが起きてしまうのは、自分自身に原因があるだけはなく、環境が整っていないからかもしれません。まずは360度、患者さんの目線になって周囲を見渡します。そして、気づいたことを行動に移します。

　たとえば、患者さんが問診票等を記入した際に使用したペンを拭いていますか？　感染予防という観点からはもちろんのこと、見えないところに気を配ることにこそ、「患者さんに安心して医療を受けてもらいたい」という医療接遇の本質があります。

医療接遇は業務の効率化につながる

　使用した物品等をもとの場所に片づけなかったら、迅速な看護はで

きるでしょうか。探し物をする時間が短縮できれば、業務の効率化にもなります。気持ちよく働ける環境を整えることで、ストレスがなくなり、気持ちにも余裕が生まれます。気持ちの余裕は患者さんへよりよい看護を提供しようという姿勢につながるのです。

医療接遇力の向上は、図のように、8つの効果があります。

①**医療安全力**………安全安心な医療を提供できる

②**患者応対力**………患者さんの立場に立った応対ができる

③**チーム連携力**……チーム内で助け合い、問題を解決できる

④**業務効率化力**……無駄を省き、効率よくスムーズな仕事が可能になる

⑤**人材育成力**………スタッフの技術や人間性を高める積極的な育成環境になる

⑥**ストレス軽減**……人間関係や業務上のストレスを減らし、働きやすくする

⑦**離職防止力**………職場に対する帰属意識が高まる

⑧**経営安定力**………安定した経営ができ、スタッフに還元できる

などのさまざまな分野に関連しています。

医療接遇とはコミュニケーションであるともいえるので、その能力を職場全体で引き上げていくことができれば、働く看護師にとっても、医療を受ける患者さんにとってもメリットしかないのです。

「医療接遇」が生み出す効果

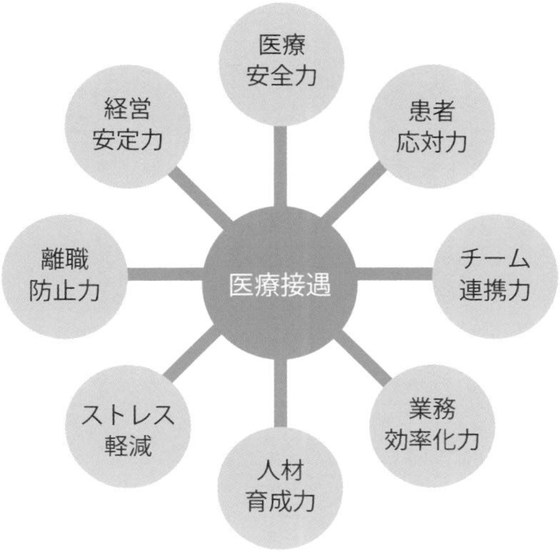

医療接遇≠マナーの理由

　経営者や管理者の意識が高い医療機関ほど、繰り返し接遇・マナー研修を行っています。繰り返し行う理由は、接遇を組織風土として根づかせることが難しいからであると同時に、医療機関にとってそれが非常に重要だからにほかなりません。医療は機械がつくるわけではなく、対人関係によって成立します。

　接遇・マナー研修の内容をみると、接遇＝接客スキル＆ビジネスマナーに終始しているケースは少なくありません。もちろん、丁寧なおじぎの角度や笑顔、あいさつの声のトーンや大きさ、敬語の使い方などの一般的なマナーを心得ていることは、社会人として大切です。

　しかし、おじぎの角度や手を重ねる位置に注意することが医療現場で求められる接遇ではないのです。

　では、医療現場に必要な"真の接遇とは何か"を考えていきましょう。

　まず、あなたの現在の接遇力をチェックしてみましょう。相手とは、患者さんやともに働く医師や看護師、他職種など、仕事でかかわるすべての人を指します。このチェックも1回だけで終わらせるのではなく、時間をあけて何度も実施してみてください。現時点での自分の状況を客観視するヒントになります。

医療接遇力チェック

		現在		1か月後		3か月後		半年後	
		月	日	月	日	月	日	月	日
1	自分から患者さんに声をかけていますか？								
2	明るく感じよくあいさつをしていますか？								
3	相手の目を見て、話していますか？								
4	安心の表情（笑顔）で話していますか？								
5	相手の話に耳を傾け、相手の話に興味を持ちましたか？								
6	相手に伝わるように言葉を選び配慮していますか？								

医療接遇の答えは現場にある

　医療接遇で重要なのは、その患者さんにとって適切・最善な医療・看護は何かという視点です。その答えは医療の「現場」にしかありません。そして、その医療現場は常に変化していて、患者さんの病状、心の状態もその時々によって異なります。単に「笑顔を見せる」といっても、口角を上げて笑顔をつくることが患者さんの思いに寄り添うこととはいえないでしょう。医療機関で求められる接遇の答えにセオリーはありません。必要なのはその場の応対力、考えや想いを伝える伝達力なのです。

✿ 患者さんの個人情報を守るとともに、大切なこと

　個人情報保護法が施行されて以降、患者さんを番号で呼ぶ医療機関が増えました。確かに個人情報保護は大切ですが、それぞれの医療機関の実情に合っていない場合もあります。

　たとえば、大学病院や地域の基幹病院は患者さんの年齢層も幅広く、1日に数多くの患者さんが訪れます。こうした場合は個人情報保護の観点からも、番号で呼ぶことを優先するのが患者さんへの配慮だといえるでしょう。

　一方、地方の病院やクリニックでも同じ対応でよいのでしょうか？

　患者さんのほとんどが高齢者のクリニックで、患者さんを番号で呼ぶようにしたところ、何度呼んでも誰も気づかなかったそうです。まるで笑い話のようですが、これは医療機関においてはマニュアルが絶対的ではないという典型的な例です。

　高齢者が多い町のクリニックでは、患者さんがわかるように名前で呼ぶことのほうが本当の意味での接遇だといえるでしょう。

　個人情報保護は大切 → 患者さんを番号で呼ぶべき

といった「こうあるべき論」の接遇を患者さんに押しつけることが医療接遇ではない、というのが私の考えです。

医療安全の観点から、ベストな方法は番号で呼び、確認して、患者さん自ら名前を名乗ってもらうといいでしょう。大事なことは、番号で呼ぶことではなく、個人情報に配慮しながら患者さんを取り違えないことです。

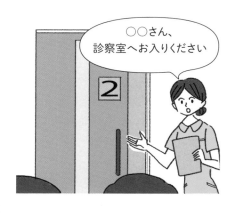

○○さん、診察室へお入りください

※ マニュアルに頼らない力を磨く

医療現場には基本はあるものの、施設形態、所在地域、患者さんの年齢、病状（急性期、回復期、慢性期）など千差万別で、マニュアルどおりに対応できる場面ばかりではありません。その対応力を高めるためには、本質を見失わずに接遇やコミュニケーション力を磨いていくことが大切です。

Column

「○○さん」のひと言が価値を高める

朝のあいさつをしてもらったときに、「おはようございます」と言われるのと、「○○さん、おはようございます」と言われるのとで受ける印象が変わりませんか？　「○○さん」と自分の名前を呼ばれることで、あいさつが自分に向けられたメッセージであると感じられるのではないでしょうか。

同様に患者さんに対しては、「私は看護師として患者さんである "あなた" とよりよい関係を築きたい」という思いを伝えることができます。

職場でのあいさつも同様です。

たとえば、受け持ちの患者・Aさんの検査予定の日の朝、臨床検査技師に「○○さん、おはようございます。今日はよろしくお願いします」と伝えるだけで、臨床検査技師は「そうだ、今日はAさんの検査日だ」と気持ちの準備ができます。

単なる朝のあいさつと思われがちですが、プラスアルファの "ひと言" によって、業務の準備に必要なコミュニケーションへと進化します。

それが医療安全にもつながるのではないでしょうか。

医療者として接遇・コミュニケーションの重要性を理解することが医療安全につながることを紹介してきました。それでは、現場で理想的な接遇を言動化するにはどうすればよいでしょうか。

悪循環に陥るポイント

「患者さんにあいさつするのを忘れた」「師長に伝えなくてはいけないことを忘れていた」など、多忙な医療現場では、接遇やコミュニケーションがうまくいかなくなることがあります。それがヒヤリハット

現場で言動化するポイント

気づき	考え・共有する	現場に活かす
• 実践してきた接遇がどれほど医療の質の評価につながっているのか • あいさつ1つでどれほど患者さんの安心につながっていたのか　　など	• 「私だったらどうしてほしいか」「私の家族だったらどうだろうか」と考える • その考えを看護師間、他職種と共有する	• 医療は「現場」にしか答えがない • 理解したこと、考えたことを現場に活かすのが「医療接遇」

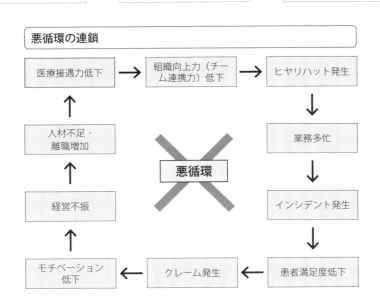

悪循環の連鎖

医療接遇力低下 → 組織向上力（チーム連携力）低下 → ヒヤリハット発生

人材不足・離職増加 ↑　　　　**悪循環**　　　　↓ 業務多忙

経営不振 ↑　　　　↓ インシデント発生

モチベーション低下 ← クレーム発生 ← 患者満足度低下

やインシデントのリスクを高めています。

　ヒヤリハットやインシデントが起きてしまうと、患者さんからのクレーム、患者満足度の低下へとつながり、医療機関の経営にも影響が出ます。

　経営が悪化すれば、働くスタッフのモチベーションが低下して離職率が高まり、慢性的な人材不足を引き起こし、残ったスタッフの業務はさらに多忙になるという悪循環を引き起こしてしまいます。

❀ 医療接遇は、自分も周りも幸せにするエッセンス

　一方、医療接遇やコミュニケーションが良好な病院やクリニックは、院内の雰囲気や人間関係がよいので、離職率が低下してスタッフが定着しやすいのが特徴です。人が辞めない医療機関は医療安全などの組織的な取り組みもしやすくなり、ヒヤリハットやインシデントが起こりにくい土壌ができます。結果的に患者さんのクレームも減少し、患者満足度が向上すれば業績もアップして経営は安定します。それが職員の満足度向上につながり、安心して長く勤められる医療機関になっていきます。

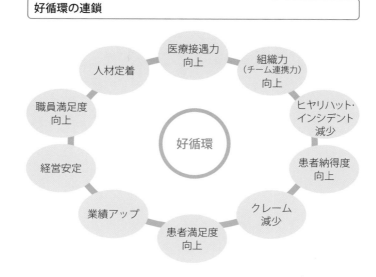

好循環の連鎖

医療接遇力向上 → 組織力（チーム連携力）向上 → ヒヤリハット・インシデント減少 → 患者納得度向上 → クレーム減少 → 患者満足度向上 → 業績アップ → 経営安定 → 職員満足度向上 → 人材定着

好循環

　この良好なサイクルを生み出す土壌となるのが医療接遇やコミュニケーションなのです。

✿ よいサイクルをまわすには？

　看護師不足が続くなか、現場はとても多忙です。しかし、いつの間にかその多忙さを言い訳にしていないでしょうか。

　「人が足りない」「時間がない」など「ない」ことを理由にすると、人は「ない」ものを探す思考に陥っていきます。

　確かに、人は足りず、時間もないのが現実かもしれませんが、できない理由を探しているうちは、現状は変わりません。現状を変えるには、どこかで悪循環のサイクルを断ち切る必要があります。

　悪循環を打破するには、「ない」を口にするのではなく、「できるようにするにはどうすればいいか」という思考を言葉に変えることです。

Column

ミスが起きたときの対応で組織の信頼がつくられる

　あるクライアントでコンサルティングをしているときに、患者さんからの問い合わせがありました。

　受付スタッフが用件をうかがい事務長に取り次ぎ、さらに担当した男性スタッフへ。彼はスキャンしたデータを開きながら質問に答えていましたが、途中で申請書類の日付記入漏れがあったことが判明しました。

　そのとき、彼はすぐに自分のミスを素直に謝り、丁寧な言葉づかいでやりとりをし、「再来院いただけないか」と依頼しました。一連の話を隣で聞いていて、誠実な人柄が伝わってきました。

　ミスはあってはならないし、常に完璧を目指さなければなりませんが、人間なので時としてミスもあります。したがって、ミスに対してどう対応するかが重要となります。

　ミスがあったとき、ただちに患者さんと共有することで、組織の信頼は構築されていきます。その根本には、その事象・事実をまずは素直に誠実に認めること、公表できる環境が必要となります。

　みなさんは、ささいなことであってもミスを共有できているでしょうか。

「伝え方」で結果が変わる

　　看護師はよく「大丈夫」という言葉を使います。それは患者さんを安心させたいという思いからです。しかし、同じ「大丈夫」の言葉でも、その言い方や言葉のトーンが違えば、患者さんに与える印象は大きく異なります。

　　たとえば看護師が、患者さんを励ましたい、あまり気に病まないでほしいという思いから明るく高い声のトーンで「大丈夫！　大丈夫！」と言ったとします。しかし、患者さんの心が沈んでいるときにこの言い方でよいのでしょうか。

　　患者さんは「こんなに悩んでいるのに、なんて冷たい看護師なんだ」「あの看護師には私がどれだけ不安なのかわからないから、気軽に大丈夫なんて言えるんだ」と受け取ってしまうかもしれません。

　　患者さんの心の状態が安定していれば、看護師の思いが患者さんに伝わりやすくなりますが、気持ちの伝達の仕組みはそれほど簡単なものではないので、正確に意図したことが伝わるとは限りません。

　　詳しくはpart 2（p.43〜）で説明しますが、伝え手の思いを受け手がそのまま受け取ってくれるかどうかは、相手の状況によって大きく異

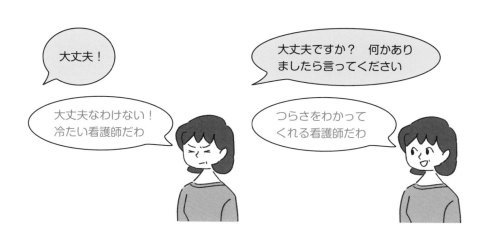

なることを覚えておきましょう。

言葉のトーンと表情で伝わり方が変わる

コミュニケーションで重要なのは、「結果は相手によって変わる」ことを理解することです。つまり、相手の状態によって受け取り方が変わるということです。

たとえば、先ほどの「大丈夫」の言葉では、相手の表情や状態、あるいは声のトーンや話すスピードなどを配慮したらどうでしょうか。

「○○さん大丈夫ですか？　何かあったらいつでも聞いてくださいね」と丁寧に穏やかな声のトーンや表情で伝えてみてください。きっと、ほとんどの患者さんやご家族は「私のつらさをわかってくれている」「緊張や不安を取り除こうとしてくれている」など、看護師が伝えたかった「相手を思う気持ち」を感じとってくれるのです。

多くの医療者は「よい結果」を出したいと思っています。しかし、医療はゴールが見えにくく不確実なものです。だからこそプロセスとしての伝える力、コミュニケーションのとり方が非常に重要なのです。言葉の伝え方ひとつで結果が変わってしまうことを肝に銘じておきましょう。

看護のゴールは？

多忙な業務に追われていると、無意識のうちに「ゴール＝業務をこなす」という思考に陥りがちです。確かに、業務時間内にやらなければならないことが山積みで、それを時間内に終わらせることは大切なことです。しかし、それは本当に看護のゴールでしょうか？

たとえば、「患者さんが元気になって1日でも早く退院してほしい」というのが看護のゴールであれば、退院までのケアや処置に対する考え方も変わります。採血業務も、採血することがゴールではなくなります。「元気で退院してもらう」というゴールに向けて、「患者さんに安心して採血を受けてもらうにはどうすればよいか」を考えるようになります。それこそが医療接遇です。

❋ 医療接遇を向上させるポイント

　医療接遇を向上させるポイントは、「仮説的思考」です。仮説的思考とは、目標達成や問題解決のため、仮説を立てそれを実行・検証・修正し、より効果的な解決方法を導き出す思考法です。

①観察：問題点がどこにあるのか対象をよく見る

　ここでのポイントは、患者さんはいつも同じとは思い込まないことです。

　ものごとを解釈するとき、私たちは過去の経験やデータを一つの指標にします。もちろん、カルテに書かれた病状に関する情報は重要なデータですが、対応においては、データ化された情報だと実際の状況とは違ってしまうことが考えられます。

　たとえば、複数回、時間や手間がかかる患者さんには「○○な人だ！」ではなく、「いつも○○な人」と解釈していることがあります。この「いつも」という感覚になっていないでしょうか。

　今日、観察した状態から、先月と○○が違う、あるいは○○は同じだ、または、○○はこれまでは知らなかった、など患者さんの状態は変化します。「いつも○○」と片づけてしまうことなく、常に変化や差

仮説的思考

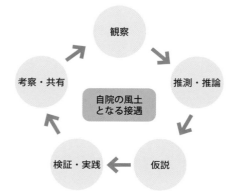

①観察：問題点がどこにあるのか対象をよく見る
②推測・推論：どうすれば解決できるのか推測する
③仮説：推測した内容をどう具現化するかを考える
④検証・実践：解決策を実践する
⑤考察・共有：どのような点に効果があったのか、改善すべき点を挙げる

異を観察することが大切です。

　仮説的思考も、最初の「観察力」が重要だといわれています。医療接遇の精度を高くするには、まずは観察力を磨きましょう。

②推測・推論：どうすれば解決できるのか推測する

　ここでは、観察のときにはスタンバイしていた過去の経験、情報が有効になります。そして推測力は、柔軟性が重要です。

　「以前この患者さんは○○だった、○○と言っていたのに、今日は○○のようだ」と感じたら、「もしかしたら、○○ではないだろうか」あるいは「○○があったのかもしれない」といったように、多角的な推測が必要です。

③仮説：推測した内容をどう具現化するかを考える

　相手の状態を察知し、「私だったらどうしてほしいのか」を自分自身に問い、「私だったらこうしてほしい」を言動化するのが医療接遇です。絶対的なゴールはわからないのです。一筋縄でいかないのが医療現場です。

④検証・実践：解決策を実践する

　ここまでくれば、あとは実行・実践です！　このときのポイントは「無理だよね」「いま忙しいから」など、できない理由のセルフトーク（自分自身との対話）（p.44）を排除することです。医療接遇力向上には、やってみることが大切です。やってみるからこそ、結果が生まれます。

⑤考察・共有：どのような点に効果があったのか、改善すべき点をあげる

　解決策を実践（具現化）していかがだったでしょうか。

　ここでのポイントはまずは、「実践したことへの称賛」です。大げさかもしれませんが、実践（具現化）できたことが大きな成果です。

　そして、目指す自身の接遇像や、自院の理念に即して、「自分主軸（自分中心）の考え方から一歩離れて実践を評価」してみてください。

　最後に、結果だけではなくそのプロセスを院内全体で情報を共有します。こうして、医療接遇は向上していくのです。

　このように、日常生活においても、仕事のうえでも常に問題解決の仮説を立てて実践していくことを心がけていけば、必ずスキルは向上

します。ただし、毎日継続していくことがとても重要です。

　たとえば、「明日は朝から難しい手術の予定があるから、○○先生との連携では、いつもより早く入院患者さんの投薬指示をもらうようにしよう」などと考えて実践することで、不足している情報が見えてきたり、クリアすべき課題が明確になったりして、ストレスなく仕事をすることが可能になります。

 Hint 仮説の大切さ。あなたは、どのような言葉をかけますか

【事例】患者の山田さんは持病があり、月2回定期的に通院しています。3か月前に自宅で転倒し、そのまま地域の整形外科に入院となりました。手術をして先日退院し、今日は久しぶりに来院しました。以前は、来院時に自宅の庭先で育てた花を持ってきてくれて、院長はもちろん、スタッフとの関係性も良好でした。

　　1：こんにちは
　　2：山田さん、こんにちは
　　3：お久しぶりです
　　4：大変でしたね
　　5：お元気そうでよかったです
　　6：また、お会いできてよかったです

どの声かけが正解ということはありません。
仮説を立てるときは、山田さんの表情、状態などを観察し、推測したことから「どのような声かけ・対応がいいのだろう」「山田さんはどのように受け取ってくれるだろう」と仮説を立てることです。
あなたが山田さんならどんな声かけがうれしいですか。相手の立場に立って考える思考が医療接遇の重要なポイントとなります。

「思考」と「感情」が「言葉」と「行動」に現れる

医療接遇やコミュニケーションは、その人の「思考」と「感情」が「言葉」と「行動」として表されたものです。思考が変わらなければ言葉も行動も変わりません。まずはそこに気づくことで一歩前進することができます。

たとえば「今日はこうしてみよう」「こんなやり方もある」「私だったらどうするだろうか」と思考や感情が変化することで、言葉と行動が変わります。言葉と行動は結果、つまり看護の質に変化をもたらします。気づいたことを考え、共有し、現場で活かすことがポイントになります。

言葉づかいが直らない理由

看護師のなかには、患者さんや後輩のスタッフにフランクな言葉を使う人が少なくありません。とくに高齢の患者さんや通院歴が長い患者さんに対してベテランの看護師が友達口調で話すケースをよくみかけます。院内や病棟で「患者さんへの言葉づかいに気をつけましょう」と指導されているにもかかわらず、言葉づかいが直らないのです。

それは、「これまでの言葉づかいで仕事ができている」という思考に原因があります。「なぜ、言葉づかいが重要なのか」という意図を理解できないうちは変わりません。

言葉づかいは、患者さんやともに働くスタッフとの良好な関係性構築に直結しています。安心・安全な医療を提供するには、良好な関係性が土台となります。

▶改善のポイント
①なぜ言葉づかいが仕事において重要なのか
　→問題意識をもたせてその意義や意図を明確にする
②客観的に言葉づかいを振り返る
　→自分がその言葉づかいで対応されたらどう思うのかを考える

③いまの言葉づかいによって、どのような影響を受けるのかを明確にする（自分たちの目的は何か？）
　→いまの言葉づかいで質の高い医療は提供できるのか？

　客観的に自分の言葉、行動を振り返ることが気づきのポイントです。「気づいた自分自身の言葉づかいが医療者として適切なのか」「節度をもったプロフェッショナルなのか」を判断することです。

「なぜ？」の問いかけが行動を変える

　「なぜ？」と疑問をもつことは、意図や意義、目的を理解することにつながります。医療人としての身だしなみも同じことがいえます。
　たとえば医療現場で、

「なぜ、髪をまとめるのか」
「なぜ、マスクをつける必要があるのか」
「なぜ、爪を切るのか」

といったことの意図を具体的に意識しているでしょうか。
　「なぜ」という理由を明確に理解していないと、いくらマナー研修を受けても、話すときに邪魔だと感じたらマスクを上げ下げしてしまう

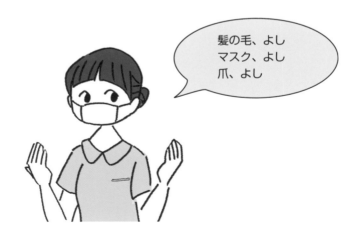

髪の毛、よし
マスク、よし
爪、よし

でしょう。髪が目の前に下がってくれば、無意識のうちに手でかきあげてしまうのです。

　もちろん髪が乱れていれば見た目の清潔感も損なわれますが、マスクを正しく装着する、髪をきちんとまとめるのは感染予防の基本です。自分が感染源にならない、患者さんを感染から守るために必要なことだと意識すれば、行動は変わります。

❀ 接遇の5原則が相まって医療接遇力となる

　接遇の5原則はあいさつ、身だしなみ、言葉づかい、表情、態度です。1つずつの要素での評価ではなく、5つの要素が相まって医療接遇力となります。

　つまり、それぞれの要素の掛け算で相乗効果になります。

あいさつ	×	身だしなみ	×	言葉づかい	×	表情	×	態度	
10	×	10	×	10	×	10	×	10	＝100,000

　しかし、目も合わさず、あいさつもなかったとなれば……

$$0 \times 10 \times 10 \times 10 \times 10 = 0$$

ではなく、

$$(-10) \times 10 \times 10 \times 10 \times 10 = -100,000$$

となります。

　医療接遇は、どれか1つができていればいい、というものではなく、バランスが大事です。

看護師としての「適切な言葉づかい」確認シート

　完璧な敬語や謙譲語を使いこなさなければいけないわけではありませんが、心配りを感じてもらえる言葉づかいを心がけることは、医療安全に必要なことです。医療接遇での適切な言葉づかいは、肯定して依頼する表現にすることです。また、患者さんやご家族に話すように、上司や先輩にも配慮のある言葉づかいを心がけるとコミュニケーションが円滑になります。

　下記の表の言葉づかいは医療現場で耳にします。あなたは心配りを感じてもらえる言葉づかいをしていますか。日頃の言葉づかいをチェックしましょう。

❶患者さんに対して

	間違った言葉づかい	適切な（心配りを感じる）言葉づかい
1	○○さんでございますね	
2	前回はいつ当院に来ましたか	
3	診察まで座って待っててください	
4	それでいいですか（了解を得るとき）	
5	いまの説明でわかりましたか	
6	確認しますので、すみませんが、ちょっと待っててください	
7	院長先生はすぐにいらっしゃいます	
8	院長先生はただいま、診察中です	
9	師長さんはすぐ来ます	
10	師長さんはいま、いないんですよ	
11	師長さんが戻ったら、言っときますね	
12	わからないことがありましたら、あとで聞きます	

13	はい、行きます（ナースコール対応時）	
14	それ聞きました？（確認する場合）	
15	それ知っていますか？（確認する場合）	
16	後から連絡します	
17	もう一度言ってくれませんか？	
18	検査しますので、待っててください	
19	次、来るときにこの書類持ってきてください	
20	こちらが検査の書類になります	

❷上司・先輩に対して

	間違った言葉づかい	適切な（心配りを感じる）言葉づかい
1	すぐに行きます	
2	いま、いいですか	
3	後から連絡します	
4	もう一度言ってくれませんか？	
5	見ておいてもらえますか	
6	こっちの書類のほうは、すでにうかがっていると思いますが…	
7	お父さんが、"よろしく"とおっしゃっていました	
8	出張ご苦労様でした	
9	この前、先輩が言っていたことですね	
10	これで、どうでしょうか	

答えは下記のホームページにアクセスしてください。

https://ra-pport.com/books/2020.html（ID：r2020　パスワード：r2020）

看護師としての「医療安全につながる身だしなみ」チェックリスト

●男性スタッフ用

A：完璧（2点）　B：改善が必要（0点）

	部位	確認内容	自己評価	他者評価
1	頭髪	清潔でフケは出ていませんか		
2		整髪料の香りは適切ですか		
3		前髪は目にかかったりしていませんか		
4		髪は清潔で仕事がしやすい長さですか		
5		カラーリングの色は適切ですか		
6	顔	ヒゲの剃り残しはないですか		
7		眉毛や耳毛、鼻毛が伸びていませんか		
8		口臭はないですか		
9		目やにがついていませんか		
10	制服・白衣（襟元・袖口）	汚れていませんか		
11		アイロンはかかっていますか		
12		ボタンは留めていますか		
13		下着が襟元から見えていませんか		
14		パンツの裾は床についていませんか		
15		だらしなくカーディガンを羽織っていませんか		
16		サイズは体に合っていますか		
17	手	爪は切ってありますか		
18	靴	場に応じた靴ですか つま先やかかとが空いた靴ではありませんか		
19		よく磨かれていますか、汚れていませんか		
20		かかとがすり減っていませんか		
21	靴下	清潔で臭いはありませんか		
22		穴はあいていませんか		
23		清潔感のある色（無地）ですか		
24	トータル	体臭はないですか		
25		アクセサリーはつけていませんか。結婚指輪のみですか		
		医療・介護のプロフェッショナルとして、身だしなみは何点ですか	/50	/50

【明日から改善する点】

_____

_____

●女性スタッフ用
　A：完璧（2点）　B：改善が必要（0点）

	部位	確認内容	自己評価	他者評価
1	頭髪	清潔感のあるスタイルですか		
2		フケや抜け毛はありませんか		
3		肩より長い髪はひとつに丸くまとめられていますか		
4		前髪は目にかかっていませんか		
5		カラーリングの色は適切ですか		
6	顔	化粧が濃すぎたりしていませんか		
7		口臭はないですか		
8		目やにがついていませんか		
9	制服・白衣（襟元・袖口）	シミや汚れはないですか		
10		アイロンはかかっていますか		
11		ボタンは留めていますか		
12		パンツの裾は床についていませんか		
13		だらしなくカーディガンを羽織っていませんか		
14		腕まくりをしていませんか		
15		サイズは体に合っていますか		
16	手	爪は伸びていませんか		
17		透明以外のネイルは塗っていませんか		
18	靴	場に応じた靴ですか つま先やかかとが空いた靴ではありませんか		
19		よく磨かれていますか、汚れていませんか		
20		かかとがすり減っていませんか		
21	ストッキング・靴下	清潔で臭いはありませんか		
22		穴はあいていませんか		
23		清潔感のある色（無地）ですか		
24	トータル	体臭や香水の匂いはないですか		
25		アクセサリーはつけていませんか。結婚指輪のみですか		
		医療・介護のプロフェッショナルとして、身だしなみは何点ですか	/50	/50

【明日から改善する点】

_____

_____

接遇の振り返りができますか

　私は医療接遇の研修やコンサルティングで、みなさんにその日の接遇の振り返りをしてもらいます。朝はどんなあいさつをしたのか、医師や他職種とどんなコミュニケーションをとったかなど、その日の自分を振り返ってもらうと、意外と多いのが「あまり覚えていない」という返答です。具体的に思い出せないのは、接遇やコミュニケーションにあまり意識を向けていないともいえます。反対に、接遇によるクレームなどを言われたときは、みなさんよく覚えています。

　クレームを言われたときにとどまらず、日常的に接遇を振り返ることが大切です。接遇を振り返ることにより、日々の変化や自分自身の成長を知ることもできるのです。

❀ 医療接遇はその日の仕事の成果

　自分の思考と感情が言葉や行動に表れ、それはケアや処置に反映されることになります。生命をサポートする医療の現場では、言葉や行動が大きく影響するのです。

　患者さんの処置やケアをするとき、黙ったまま行う看護師はいませんが、あいさつは「しなければいけないもの」ではありません。看護師として質の高い医療を提供するための入り口だと考えることが大切です。

　たとえば、朝のバイタルチェックでの訪室時に、患者さんに「○○さん、おはようございます。昨夜はよく眠れましたか？」とあいさつをしますね。これは相手をいたわる気持ちから出たあいさつです。上司から「あいさつをしなさい」と言われたからするのではないのです。

　これは、一緒に働くスタッフに対しても同じです。「今日1日中、バタバタして忙しかった。疲れたな」と感じる日を振り返ってみてください。その多忙感は、病棟での朝の申し送り時にすでに始まっているかもしれません。慌てて参加するスタッフがいたり、業務開始時刻になってもスタッフが揃わず、あいさつもままならないまま、情報共有も少なくスタートしていたかもしれません。

　業務開始時をおろそかにすると、チーム医療に支障をきたすことはいうまでもありません。もしスタッフの一人が朝のあいさつもなく機嫌悪くしていたら、同僚は「あの人、今日は機嫌が悪そうだな」と感じるでしょう。本来患者さん中心であるべき業務が、機嫌の悪い同僚に気をとられてしまうかもしれません。

　このように、あいさつひとつがチームの不和やアンバランスの原因になることもあるのです。

　身だしなみを整え仕事スイッチをONにして、余裕をもって全員が揃い、互いに「今日もよろしくお願いします」とあいさつをする始業時のあり方が非常に大切だということが理解できたと思います。心の状態や身だしなみの差が1日の仕事の成果に連動しているのです。

自分を振り返り、成長を確認しよう

　振り返りは未来を変えるスキルです。いま自分がどの位置にいて、どこに向かっているのかを日頃から意識することで成長を確認できます。このシートをコピーして毎月、3か月ごとなど、定期的に記入をおすすめします。

		記入日　　年　　月　　日
意識したこと	行動したこと	変化したこと 結果につながっていること

↓

実践計画：今日からの取り組みを明確にする

意識すること	行動すること

part 1 のまとめ

☑ 患者さんが医療機関に求めているのは、確かな医療である。

☑ 医療接遇は医療安全の柱である。

☑ 医療安全の目的は患者さんと医療者を守り、適切・最善の医療・看護を提供・享受する環境をつくること。

☑ 医療行為は言葉と行動。それらが患者さんの安心や看護師への信頼につながる。

☑ 医療安全の5Sとは、整理、整頓、清掃、清潔、習慣化である。

☑ 医療接遇力向上の8つのメリットは、①医療安全力、②患者応対力、③チーム連携力、④業務効率化力、⑤人材育成力、⑥ストレス軽減、⑦離職防止力、⑧経営安定力である。

☑ 医療接遇は、接客スキルやビジネスマナーとすべて同じとは言えない。

☑ 「こうあるべき論」を患者さんに押しつけてはいけない。柔軟な対応力を高めよう。

☑ 現場で言語化するポイントは、①気づき、②考え・共有する、③現場に活かすこと。

☑ 悪循環を打破するには、ないことや不満を口にするのではなく、「できるようにするにはどうすればいいか」を言語化する。

☑ 表情や言葉のトーン、話すスピードなどに配慮すれば、相手に伝わりやすくなる。

☑ 医療接遇向上させるには、①観察、②推測・推論、③仮説、④検証・実践、⑤考察・共有の仮説的思考を繰り返し行う。

☑ 接遇の5原則は「あいさつ」「身だしなみ」「言葉づかい」「表情」「態度」で、これらの要素をかけ算したものが「医療接遇力」。

part 2

医療現場で起こるコミュニケーション・ギャップの正体

自分とのコミュニケーションで「言葉」と「行動」が変わる

自分を理解し、他者を理解する看護とは

あなたの看護はどのような指標で計るのでしょうか。

それは「いまやろうとしている看護は、自分が受けたい看護なのか」が基準となります。

たとえば、ベッドサイドでの看護を考えてください。手袋を装着しながら髪の毛に触れたり、マスクを上げ下げする手で処置をしたらどうでしょうか。感染リスクの知識をもっているあなたは、安全だと感じるでしょうか。

「そんな看護師のケアは受けたくない」と思うのではないでしょうか。このように「自分が受けたくない看護はしない」というのは看護の基本です。

さらに「自分の受けたい看護」を言い換えれば、「看護師として、どうありたいか」ということにつながります。日々の看護は、自分自身の看護観が反映されています。自分自身が受けたい看護を目指すには、どのようなことが大切なのでしょうか。

キーワードは自己理解と他者理解です。

始めよう！　セルフトークで自己理解

「セルフトーク」という言葉はご存じでしょうか。「自己会話」といって、自分自身に対して語りかけている言葉です。

コミュニケーションとは「伝達」「通信」「意思疎通」「対話」などを意味し、伝え手と受け手の双方がいて成り立ちます。しかし、人は他者とのコミュニケーションの前に、自分とのコミュニケーション「セルフトーク」をしています。

一説によると、人は1日に約6万回もセルフトークをしているといわれています。

たとえば起床時に、「もうすぐ起きる時間だ。今日は何時に家を出よう」や「今日は、患者○○さんの手術でオペ出しだったな」など、無意識のうちに自分とのコミュニケーションをとっています。このセルフ

トークは瞬時に起こり、その結果は、言葉と行動につながっています。

　コミュニケーションは他者理解だと言われますが、自分のこともよくわからないのに相手のことを理解するのはなかなか困難です。

　ですから、まずはセルフトークを通した自己理解からはじめよう、というのが私の考えです。

✿ 「手段＝ゴール」を回避するセルフトーク

　看護師は、安全に医療を提供するうえで必要な知識・技術をもっています。しかし、知識や技術をもっていても、完璧だとは言えません。

　たとえば、「清潔・不潔を厳守して、個々の処置前には、手指衛生をして新しい手袋を装着する」ことはすべての看護師が理解しています。しかし、業務が多忙になると、うっかり手袋をしたまま次の病室へ移動していたりします。無意識で業務を進めていると業務に慣れてしまい、このような事態が起こります。

　「アルコール消毒液を使った」「手袋をはめた」ことは手段でありゴールではありません。正しい方法で手を洗う、アルコール消毒液を手に満べんなくすりこむ、正しい手順で手袋を着脱することで自身の感染を防ぎ、患者さんを感染から守ることができます。

　これらの手段を経て感染リスクを抑え、患者さんに安心して医療を受けてもらい、疾病の早期治療、回復を目指すことがゴールです。

　こういったことは意識をして実践しなければ、本来のゴールを忘れてしまいがちです。

　だからこそ、

　「なぜ処置の前に手指衛生が必要なのか」
　「なぜその都度、新しい手袋を装着するのか」

などをセルフトークで確認する、思考することが大事なのです。

　これが、医療接遇です。

　接遇は対患者さんやスタッフ間だけでのことではありません。自分自身への問いかけと実践が、相手への接遇につながっているのです。

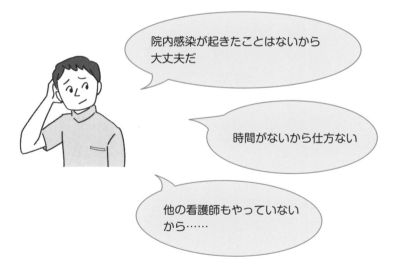

手指消毒
手袋の装着

手段とゴールを同一視

ゴールは「自身の感染を防ぎ
患者さんを感染から守る」

アルコール消毒剤を使った
手袋をはめた

正しい方法で手を洗う
アルコール消毒液を手に満べんなくすりこむ
正しい手順で手袋の着脱

意義や意図を
忘れてしまう

自身や患者さんを感染から守る
感染リスクを抑え、安心して医療を受けてもらう
早期治療、回復を目指す

×BAD

GOOD

院内感染が起きたことはないから
大丈夫だ

時間がないから仕方ない

他の看護師もやっていない
から……

という考えは余裕がないときなどに考えてしまいがちです。

処置前後の手指衛生は、感染予防策の基本のひとつです。自分自身
の感染を防ぎ、患者さんが感染しないための知識をもっていても、手

段ありきだとヒヤリハットの起因になるかもしれません。

　多忙な業務に追われているからこそ、「これでいいのか」「ゴールを見据えて、他の方法はあるか」などのセルフトークが大事です。

✿ 自分に問いかけ、意識することで行動は変わる

　実践する看護は「自分が受けたい看護か」を常に自分自身で意識することだと述べてきました。

　長い髪はまとめる、マスクを正しく装着するなど基本的な決まりごとに対して「なぜなら」と理由を理解することが大切です。その意図や意義を意識しないと、行動は惰性的になっていきます。

　これらが大きな落とし穴となり、自分自身や患者さんを危険にさらすことにもなりかねません。

　身だしなみを整えることは医療接遇のひとつです。意義や意図を理解した身だしなみは医療安全の第一歩です。

　つまり、医療接遇＝医療安全だということです。

チーム内の対人コミュニケーション

🌸 対人コミュニケーションの難しさ

　自分とのコミュニケーション、つまりセルフトークは自分の思考で行うものですから、伝達に齟齬（そご）が出ることはありません。

　しかし、対人関係でのコミュニケーションは異なります。自分が理解しやすいコミュニケーション手段が、相手にとって理解しやすいコミュニケーション手段であるとは限らないからです。

🌸 コミュニケーション・ギャップを解消するセルフトーク

　ご存じのように、医療はチームで行い、看護師はその重要な機能を担っています。そのため、仲間とのスムーズな連携力を要求される職業です。しかし、気づかないうちにマイルール（自分ルール）で動いてしまい、思うような結果が出ない人もいるのではないでしょうか。

▶ Column ◀

少しの気遣いが相手の心に響く

　近年、医療機関には短期で派遣された医療者が働くケースが増えてきました。人材不足を少しでも補うために、常勤以外の採用も増えています。スポットで仕事ができる環境は、家庭の事情で常勤が難しい医療者にもニーズがあります。

　短期でも働きやすい環境をつくることでみんなが気持ちよく働くことができます。

　初めてその医療機関で働く人にとっては勝手がわからず、気遣いをしなけ

ればならない場面が数多くあります。常勤のスタッフがコミュニケーションを十分にとることが重要なのは言うまでもありません。

　さらに、足元が冷える職場なら暖房器具を用意するなど、少しの心遣いで短期スタッフが受ける印象は大きく変わるでしょう。

　患者さんに対する気遣いだけでなく、ともに働くスタッフに対しての気遣いも大事な接遇です。

看護業務は日々多忙です。そのため、他人に合わせていては業務をこなせないケースもあるでしょう。ただ、多忙を理由に自分のやり方に固執していると、相互尊重の医療から遠のいている可能性があります。

たとえば患者さんを病棟から検査室に送るとき、あなたはどのように対応していますか。

①医師の指示を受けてすぐに行動する
②自分の業務の合間をみて検査室に送る
③検査室の状況を確認したうえで、臨床検査技師の業務に配慮した時間帯に検査室に送る

検査室への送り出しひとつとっても、さまざまです。他のスタッフもあなたと同じ考えをもっているとは限りません。ここに生まれるのがコミュニケーション・ギャップです。

だからこそ、円滑なチーム医療を進めるためには、自分優先の業務になっていないかをセルフトークすることが必要です。「相手の状況まで配慮しているのか」「私の行動はこれでいいのか」と自分自身に問う習慣をつけましょう。感染管理の場面（p.45~47）でも示したように、セルフトークが質の高い看護に役立ちます。

医療接遇はチーム医療の源

医療者の言動はすべて「医療の質」につながっています。

医療は看護師だけでは成立しませんから、看護師だけが頑張っていても限界があります。

たとえば、看護師が笑顔で安心感の伝わるあいさつをしても、他部署のスタッフが患者さんと目も合わせず、あいさつもしなかったらどうでしょうか。

医療現場では、誰か1人の対応ミスでチームの評価は下がります。チームの評価が下がれば、本来の目的である安心・安全な医療提供がスムーズにいかなくなるのです。患者さんの病院全体の評価は、当然

マイナスになります。

　医療接遇は、対患者さんにのみ必要なものではありません。同じ職場で働く看護師、他職種、連携先の他医療機関や介護施設の職員などに対しても、同様に医療接遇を実践することが大切です。

　医療接遇を実践することで、相互理解が深まり、良好な関係性が構築されます。すると、コミュニケーション・ギャップも起こりにくくなります。その結果、医療事故も未然に防ぐことができるのです。

看護師が「笑顔」で患者に接する理由

❀ なぜ笑顔になるのか？

医療機関では、職員の接遇目標に「笑顔で対応します」「笑顔であいさつ」など、「笑顔」という言葉がよく使われます。なぜ、このように「笑顔」が大事なのでしょうか。

意図や理由を考えたことはありますか。

笑顔になるのは……、

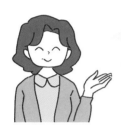

①患者さんに安心してほしい
②診察や検査、手術で緊張しないでほしい
③話しやすい看護師だと思ってもらいたい
④患者さんにも笑顔になってもらいたい

など、患者さんに自らの思いを伝えるためです。しかし、笑顔で対応したにもかかわらず、相手には思いが伝わらなかった経験もあると思います。

なぜ、自分の笑顔が相手に伝わらなかったのでしょうか。

ここで注目したいのは、上記の笑顔の意図①〜④のどれも、「笑顔」に対して全員が同じ意図ではないということです。同様に、患者さんも多様な受け取り方をしているはずです。

つまり、人の解釈は千差万別です。

いくら看護師が「患者さんのことを思っています」と、表情や言葉で伝えたとしても、患者さんがその意図を同じように解釈してくれるわけではないのです。同時にそれは、医療者間のコミュニケーションでも言えることです。

人の思考に違いがある以上、食い違いを完全にゼロにすることは難

しいのです。それがコミュニケーションの難しさでもあります。

　このことは、コミュニケーションを考えるうえで非常に重要なポイントです。この違いを知っているかどうかは、看護師としてのスキルにも大きく影響します。

✿ あいさつから始まるコミュニケーション

　あなたは、患者さんや同僚にどのようなあいさつをしているでしょうか。
相手に与える印象は、自分にとって非常に大事なものです。

　とくに医療機関では、「笑顔で」「元気よく」「明るく」あいさつをするように、と指導を受けることが多いでしょう。「あいさつ」は、看護師が患者さんに与える印象に影響するので、大きな価値を持ちます。

　たとえば、友人、知人、同じ職場の他部署の人に笑顔であいさつをしても、何も言わずに素通りされたら、どう思うでしょうか。

　協調性が高く、相手を思いやる気持ちが強い看護師は、「今日は何かあったのかしら」と心配するかもしれません。しかし、多くの人は、「なぜあいさつを返してくれないのか」と不快に思います。

　そのため、あいさつを返さなかった同僚や他職種と業務でかかわる場面でも、「嫌だな」「不愉快だな」という思いを抱いてしまうのは人として自然です。

　さらに、それが積り積もると、チーム間不和やアンバランスが起きてコミュニケーション不足による医療事故につながっていくのです。

コミュニケーション・ギャップを生む「コミュニケーション特性フィルター」とは？

　人が思考や感情を伝えるときには、行動（表情も含む）と言葉を使います。言動の解釈は受け手の状況によって異なります。その点を理解するため、伝達のメカニズムを知ることが重要です。

　人はそれぞれに思い込みや先入観があります。対話の場面では相手に配慮したり、あるいは遠慮したりと、相手やその場の影響を受けています。

　言葉は伝え手の思いや考えを表現するものですが、受信者はその人の状況によって独自の解釈をします。この認識のずれが起こるのは、双方の間に伝達や解釈の特性があるからです。これを私は、「コミュニケーション特性フィルター」（以下「特性フィルター」）と呼んでいます。この特性フィルターは、相手を理解しようとする脳の働きの一部です。過去の経験や身につけたもののとらえ方、考え方などが影響します。

コミュニケーション特性フィルターを通した伝達のメカニズム

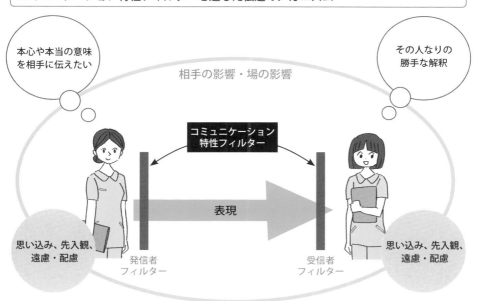

そのため、特性フィルターは、人によって違います。

　コミュニケーションはこの「特性フィルター」を理解することがカギです。

　互いに同じ(似たタイプの)特性フィルターだと、誤解されにくく良好なコミュケーションになります。しかし、異なる特性フィルターだと、コミュニケーション・ギャップ(伝えたのに伝わっていない)が起きているのです。

　情報が誤って伝わってしまった場合、感情論で解決しようと口論になることもあります。感情論で関係性を悪化させるのではなく、個々の特性フィルターの存在を知り、伝達のメカニズムを理解するとよいでしょう。

　精度の高い医療を達成するには、正確に情報を伝える必要があります。特性フィルターを知ることは、同僚や他職種との関係性のためだけではありません。誤った解釈で患者さんに違う情報が伝わってしまい、ヒヤリハット、インシデントひいてはアクシデントといったリスクを発生させないためでもあります。

自己理解・他者理解のヒント「認識スタイル」

なぜあの人は言ったことをすぐにやってくれないの？

病棟であなたが後輩看護師に急ぎの用事を頼もうと、「とりあえずお願いします」と指示します。後輩は「はい、わかりました」と言ってくれました。すぐに行動してくれるとあなたは思うことでしょう。そこにストレスはありません。

しかし、頼んだことに対して「はい」と返事をしたはずの後輩看護師がいっこうに行動を起こさず、イライラした経験はありませんか？

また、あなたが頼んだ際に「えっ、いまですか？」「後からでもいいですか？」という返事をされたことはありませんか？　あなたはきっと「いま指示しているのに？」「急ぎの業務中でもないのに？」などと思ったでしょう。

なぜ、このような返答の違いがでてくるのでしょうか。

言葉には3つのメッセージがある

言葉を理解することが、相手に理解されるコミュニケーションのヒントになります。

ひとくちに言葉といっても、そこにはあなたの伝えたいメッセージが3つ含まれています。

第1のメッセージ：言葉そのものの意味
第2のメッセージ：言葉に込められた思い
第3のメッセージ：認識スタイル

言葉には、言葉そのものの意味と、その言葉に込められた思いだけでなく、「認識スタイル」という第3のメッセージがあります。53ページの図のように、言葉で伝えられる情報は、互いの特性フィルターを通して伝達されます。この特性フィルターが「認識スタイル」です。

認識スタイルとは、無意識のうちに働いて認識の仕方に影響を与え、人の行動や考え方、感じ方を左右するフィルターのようなものです。

個人が職場で使う言葉に着目して、認識スタイルを可視化すること
で、職場における動機付けの特徴や能力の使い方の好みを理解できま
す。その結果、行動特性を予想することが可能になります。

　職場での認識スタイルを可視化するためのウェブテストとして、
iWAM（アイワム：Inventory for Work Attitude and Motivation：職場
における行動特性と動機付けに影響を与える要素）診断テストがあり
ます。このテストは、2001年ベルギーに本部を置くjobEQ社のパトリッ
ク　E．メルレベーデにより開発されたものです。

自己理解と他者理解のヒント

　良好なコミュニケーションを構築するうえで、認識スタイルはヒン
トになります。認識スタイルを知ることは、自己分析にも他者理解に
もなります。

　ここでは、仕事のときの認識スタイルを紹介しましょう。

　すぐその場で動く、あるいは行動してから考える特徴は「主体・行動
型」の傾向が高い場合に表れます。よく考えて状況を理解してから行
動に移す特徴は「反映・分析型」の傾向が高い場合に表れます。

　先ほどの「なぜあの人は言ったことをすぐにやってくれないのか」と
いう場合のコミュケーションをみてみましょう。

①主体・行動型の傾向が高い人同士のコミュニケーション

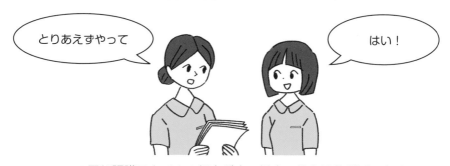

とりあえずやって

はい！

➡同じ認識スタイルの傾向が高い場合、使う言葉が近いため、
　話が理解しやすい

②主体・行動型の傾向が高い（先輩）と反映・分析型の傾向が高い（後輩）
のコミュニケーション

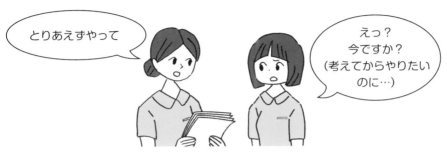

とりあえずやって

えっ？
今ですか？
（考えてからやりたい
のに…）

➡傾向の違いは、影響される言葉が異なるため、
話が理解しにくい

認識スタイルの違いとは？

　コミュニケーション・ギャップの一因である認識スタイルの相違は、
その人の評価にも直結してしまうことがあります。たとえば、医師
が看護師に指示をしたとき、「はい、わかりました」とすぐに動く看護
師と、「後でいいですか？」という看護師がいた場合を想定しましょう。
「はい、わかりました」とすぐ動いてくれる看護師がその医師のお気に
入りになる、ということはよくあることです。

　自分と同じ認識スタイルの人とのコミュニケーションでは、同じ、
あるいは似たフィルターで情報が伝達されます。そのため、話がスムー
ズに進みやすく、双方にストレスがかかりにくいといえます。「あの人
とは気が合う」「あの人と組むと仕事がスムーズにいく」「あの人は（自
分にとって）いい人」と考えがちです。

　一方で、主体・行動型の傾向が高い人からみて反映・分析型の傾向が
高い人は「もう何年も看護師として働いているのに、いつまでたって
も『後でいいですか』と頼んだことをやってくれない」「あの人は仕事が
できない人」「自分とは合わない人」と感じてしまいます。

　しかし、「後でいいですか」「タイミングをみてやっておきます」と返
事をした看護師も「やらない」とは決して言っていないのです。いまや

るべきタイミングなのかを見極めたうえで行動を起こしたいのが反映・分析型の傾向が高い人の特徴です。一度考えたうえでタイミングをみてから行動するほうが、高いパフォーマンスを発揮できる人なのです。

　認識スタイルはあくまでもその人の特徴であり、どちらがよい、悪いというものではありません。相手の認識スタイルを理解してコミュニケーションをとることが、相互にストレスなく、良好な人間関係を維持するポイントです。

🌸 違いを理解するヒントとは？

　「認識スタイル」を分類するヒントになるのが、「影響言葉（心に響く言葉）」です。

　主体・行動型の傾向が高い人は「とりあえず」「すぐに」「いま」という言葉をよく用います。これに対して、反映・分析型の傾向が高い人は「よく考えて」「タイミングをみて」「状況を把握して」などの言葉を頻繁に使います。

　そのため、「とりあえずやって」と言われると、反映・分析型の傾向が高い人は「よく考えてやりたいのに、どうして？」と思います。その結果、「タイミングをみてやります」と反応します。「えっ？」と聞き返したり、「後からでもいいですか？」などの言葉にも表れます。

　主体的に動くことでパフォーマンスが上がる主体・行動型の傾向が高い人からみれば、「なぜいまやらないの？」と感じる答えが返ってくるのです。しかし、反映・分析型の傾向の高い人は、仕事が嫌だから、相手が好きではないから、面倒だから、というわけで上記のような反応をしているのではないのです。

　ですから、「あの後輩は言ったことをすぐにやってくれない！」とイライラを募らせる前に「自分とは認識スタイルが違うかもしれない」と立ち止まる必要があります。質問や指示を変えてみると、ストレスが軽減されるかもしれません。

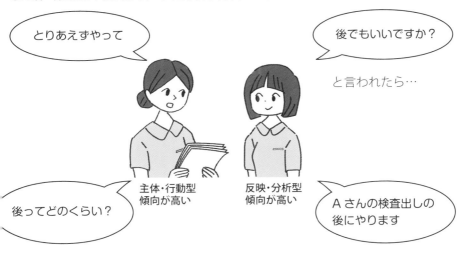

●主体・行動型の傾向が高い人と反映・分析型の傾向が高い人のコミュニケーション

とりあえずやって

後でもいいですか？

と言われたら…

主体・行動型
傾向が高い

反映・分析型
傾向が高い

後ってどのくらい？

Aさんの検査出しの
後にやります

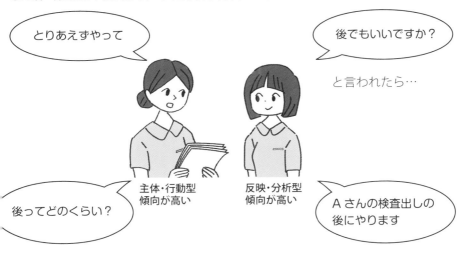

新人看護師育成のポイント

　ものごとに取り組むときに注目したい認識スタイルには、プロセス型とオプション型があります。

　プロセス型の傾向が高い人は、「順番どおり」「手順どおり」「セオリーどおり」という言葉をよく使います。一方、オプション型の傾向が高い人は、「いろいろなやり方があるから」「選択肢は」「可能性はある」などの言葉をよく使います。

　この認識スタイルの違いをとくに活用できるのは、新人育成です。組み合わせの例をみてみましょう。

①オプション型傾向の高い教育担当とプロセス型傾向の高い新人看護師

　オプション型の傾向が高い教育担当は、「いろいろなやり方があるから思うようにやってみて」と、他の選択肢があることを示しがちです。しかし、このコミュケーションでうまくいくのでしょうか。

　プロセス型の傾向が高い新人にとっては、他の方法や別の選択肢を選択できるほどの力はありません。「正しい方法は何ですか？」と聞く

でしょう。

　けれどもこのタイプの教育担当は、またまた「正しい方法はいろいろあっていいのよ」と返してしまうかもしれません。プロセス型の傾向が高い新人はますます困惑し、「やり方がわかりません。どうすればいいですか？」と聞き返します。

　こういったやりとりの後、オプション型の傾向が高い教育担当は、「今年の新人はダメね」と一足飛びに決めつけるかもしれません。

　プロセス型の傾向が高い新人は、能力が低いのではなく、「手順どおりに指導してくれないからわからない」ため、不満が募ってしまいます。

　認識スタイルの違いを理解しないままコミュニケーションをとっていると、オプション型傾向の高い教育担当は、「あの人は仕事ができない」「あの人は口ごたえばかりする」と思うでしょう。一方、プロセス型傾向の高い新人からは、「全然指導してくれない」などの不満が生じ、人間関係の構築に支障をきたしてしまうのです。

　育成のポイントとしては、まず基本的な手技をしっかり見てあげて、十分にできるようになったときに「さらに患者さんにとってよい方法があるか、考えてみてはどう？」と意識をもたせるようにするといいでしょう。

②オプション型傾向の高い新人看護師とプロセス型傾向の高い教育担当

　臨床現場では、対応力が求められます。新人であってもオプション型の傾向が高い人はいかに工夫をして他の方法を自由に取り込むことができるかを考えます。

　一般的に新人はさまざまなことがわからないので、手順どおり行うことが重要です。とはいえ、手順にこだわりすぎる教育担当の言葉がストレスになってしまうこともあります。

　仕事を覚えてからも、「手順どおりやらないとダメ」「教えたとおりにやって」と指摘されます。するとオプション型の傾向が高い新人は「もっと患者さんにとって安楽な方法を」と工夫したことまでも否定された気持ちになってしまうかもしれません。

プロセス型とオプション型の特徴		
	プロセス型	オプション型
高い傾向	決まった手順やスケジュールに従うことでやる気が出る	常に他の方法や別の選択肢を見つけようとする
低い傾向	他の方法や別の選択肢を見つけようとしない	決まった手順やスケジュールに従うことではやる気が出ない

「そういうやり方もありますね。いまはまだ基礎を身につける段階だから、一度手順どおりやってみてできるようになったら、あなたが考えた方法でやってみましょう」といった声かけに変えます。相手の言動を肯定したうえで、いま、なぜ手順どおりに行う必要があるのかを理解してもらうことです。これが、育成のポイントです。

③教育担当、新人看護師ともにオプション型傾向の高い場合

これは同じ認識スタイルをもつ者同士なので「あの先輩は自由にやらせてくれるのでいい先輩」「あの新人看護師はいろいろ工夫していて、いい」とお互いに好印象をもつかもしれません。

しかし、新人の育成・教育においては、なるべくこの組み合わせを避けるほうがいいというのが私の考えです。

なぜなら新人育成の優先すべきことは、基本を理解し、手技が安全に不安なくできるようになることです。基本がなければ応用はありません。手技において「なぜこの手順を省いてはいけないのか」という場面は数多くあります。

たとえば、穿刺後に針をリキャップしてはいけない、薬剤の調製中に話しかけてはいけないなど、患者さんや看護師自身を守るために必要な手順もあります。その手順には、確実な医療を実践するための理由があります。

それらを十分に理解したうえで、患者さんに安楽な状態で注射を受けてもらうためにできる工夫、つまり応用へとつなげていけるのです。

教育担当が自分のやりやすい方法で手技を指導したり、こんなやり

方もあると多くの選択肢を示したらどうでしょうか。新人看護師は「手順に沿わなくてもいい」と理解してしまう可能性もあります。とくに両者がオプション型の傾向が高い場合、新人看護師は手順どおりの手技が身につかず、他のプロセス型の傾向が高い先輩看護師と組んだときに「いままで何をやっていたの？」となるわけです。

　オプション型傾向が高い新人看護師にしても、「なぜこのやり方が必要なのか」を十分に理解することが大切です。新人教育においては、まず基本、手順通りの手技習得が重要です。

　以上のように、認識スタイルを理解することで、相手の特性に合わせたコミュニケーションがとれるようになります。コミュニケーションのギャップが起こりにくくなることは、医療安全にも有効であり、良好な人間関係にも影響を与え患者さんの満足度も高まります。

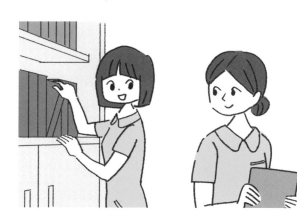

相手に伝わるコミュニケーション術

　認識スタイルを活用することで、相互によりよいコミュケーション
をとることができます。コミュニケーションには、伝え手側と受け手
側、それぞれのフィルターがあります。それを踏まえた言葉の使い方、
行動が必要です。とはいっても、とくに患者さんの認識スタイルをそ
の場で見極めることは難しく、だからこそ医療現場では、誰にでも伝
わるコミュニケーションが求められるともいえるのです。

何度も説明を求める患者さん

　看護では、患者さんや家族が理解して実行すべきことを説明する場
面が数多くあります。たとえば、手術予定の患者さんへの当日までの
過ごし方や入院準備の説明、術後に在宅で長期療養が必要となる患者
さんご家族への注意事項の伝達などです。

　残念ながら、説明を一度で理解し、実践する患者さんばかりではあ
りません。面談の時間を設けて十分に説明し、「これで理解してもらえ
た」と思っていても、「もう一度説明してください」と依頼されたりしま
す。また、医師の診察後、再度説明するように指示されたりすること
もあります。

　同じことを何度も説明することで、別の患者さんのケアや看護記録
を書いたりする時間が失われることもあります。

　「何度も、何度も……、もううんざり」と感じながら同じ説明を繰り
返すのは、看護師にとっても精神的、身体的な負担です。医療機関に
とっても損失です。

　その原因を「理解できない患者さん」に求めることは難しいです。

❀ 看護師のアプローチを見直す

　では、看護師に何度も同じ説明を求める患者さんに対して、どのようなアプローチが必要なのでしょうか。大きく2つあります。

①伝え手側である看護師の思考と行動を変える

　「相手が理解してくれないのになぜ看護師側が変えないといけないの？」「相手がわかってくれるまで何度も説明するしかないの？」と考える人もいるかもしれません。その思考に陥ったときには、医療のゴールは何かをセルフトークで振り返ってみましょう。

　相手に伝わる手法で、相手に伝わる言葉で説明する、という思考に変えてはいかがでしょうか。そこに気づかない限り、この患者さんへの説明は終わらず、ゴールに向かうことも難しくなります。

②見て、聞いて、感じるように説明する

　私たちは、目や耳から得た情報でものごとを理解します。学校の勉強でも教科書を目で追う、声に出して読む、授業を聞く、自分で書くなど、自分が理解しやすい方法で勉強をしてきました。どの方法が自分に合っているかは、その人にしか理解できません。

> 見ればわかる人
> 話せばわかる人
> 聞けばわかる人
> 読んでみればわかる人
> やってみればわかる人

　といったように、理解しやすい方法は視覚・聴覚・読解・体感覚と人によって異なるのです。そのため、医療のゴールに向かうには、相手が一番得意で、一番理解できる手法を使えば、理解されやすく、説明は一度ですみます。

　しかし、相手はどの感覚が優位なのか、すぐにわかりません。それなのに、人は自分が得意な手法（感覚）を使ってコミュニケーションをとりがちです。

　ですから、声に出して説明をするだけでは理解できない患者さんか

もしれないと感じたら、

- 説明のパンフレットを見ながら（視覚優位）
- 一緒に読み合わせる（聴覚・読解優位）
- 重要な点はペンで示す（体感覚優位）

など、すべての感覚を使って説明すると、理解を促すことができます。

　そして、忘れてはいけないことは相手に伝わったかどうかを確認することです。

🌸 医療のプロとして

　医療接遇とは、相手の人格や立場を思いやる心です。看護師も全員が同じ考え、感性を持っているわけではありません。

　患者さんからクレームを受けたり上司から厳しく指摘されたりすると、落ち込んだりイライラすることもあるでしょう。

　大切なことは、医療者として平常心を保つことです。

　平常心を保つために医療接遇があるのです。

　周囲の状況や環境に適応し、医療行為を行う際の判断力を養うためには柔軟性を身につけることが重要です。

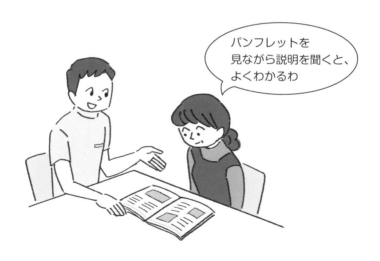

パンフレットを見ながら説明を聞くと、よくわかるわ

part 2 のまとめ

☑ 自分を理解するにはセルフトークで自分に問いかける習慣を身にをつける。

☑ 医療接遇は医療安全につながる。

☑ 他者と自分の間には認識の差があるためコミュニケーション・ギャップが生まれるものと知っておく。

☑ 言葉のもつ3つのメッセージは？
　①言葉そのものの意味
　②言葉に込められた思い
　③認識スタイル

☑ 相手に伝わるコミュニケーションは、相手に伝わる手法で、相手に伝わる言葉で説明する。

☑ 対患者さんだけでなく、同僚や他職種、連携先の医療機関などにも医療接遇を実践することで、コミュニケーション・ギャップが生まれにくくなる。

☑ 患者さんへの説明（検査・入院等）は、「説明をすること」「伝える」ことではなく、患者さんや家族が説明内容を理解して実践してもらうこと、疾患管理や治癒を目指すこと。

☑ 「認識スタイル」を分類するカギは、「影響言葉（心に響く言葉）」にある。

☑ 医療者として平常心を保つために医療接遇がある。

part **3**

好循環・悪循環の
ケース・スタディ
言葉がひとを動かす!

CASE 1 ナースコールに 慌てないで行動したい

いまの あなたの 状態は

- ☐ ナースコールが鳴ると焦る
- ☐ ナースコールが鳴るとパニックになってしまう
- ☐ スタッフステーションと病室を何度も往復する
- ☐ 患者さんが不安そうに見える
- ☐ ナースコールが鳴るとイラッとする
- ☐ ナースコールが鳴ると忙しそうにしてしまう

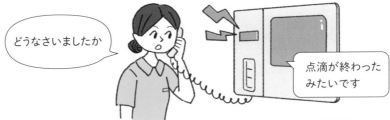

どうなさいましたか

点滴が終わった みたいです

BAD

すぐ行きます

あ、そろそろ薬の 時間だった

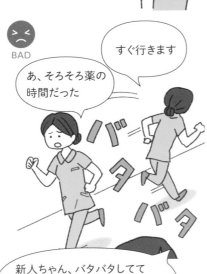

新人ちゃん、バタバタしてて 危なっかしいわね。事故に つながらないといいけど……。

GOOD

○○さん、お待たせしました。 点滴を外しますね。 そろそろお薬の時間ですから、 持ってきました

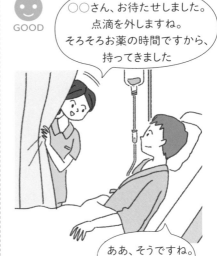

ああ、そうですね。 ありがとう

▷ 患者さんの「第一ニーズ」をキャッチ

　ナースコールが鳴り響くと予期せぬことが起こったのではないか、急変したので
は、などと考えてドキッとしてしまいます。慌てずに対応することで医療安全につ
ながります。

　　　①いますぐに病室に行けるのか
　　　②患者さんの第一ニーズはなにか

というポイントを押さえて対処すると、その先の行動が変わります。

　患者さんは「どうなさいましたか」と訊ねると、第一声で「いちばん望むこと」「優
先順位の高いこと」を答えます。

　まずはそのニーズに応えることをポイントにしてみましょう。先を読み、効率的
に実践することで余裕をもった看護ができます。

医療安全上の リスク	□ ナースコールに慌てて対応すると、判断を誤る 　 可能性がある □ 業務効率が悪いため、忙しさが解消されない □ 患者さんとの良好な関係性が構築しづらくなる □ 特定の人のみナースコールを取ると、不公平感 　 が出る

福 ポイント

◆ 患者さんの現状を考え、先読みすると余裕が生まれる

◆ ナースコールを受けて、患者さんの一番望むことをキャッチする

◆ 余裕がある看護師は笑顔が生まれ、患者さんは安心する

+α　点滴が終わる時間を見計らって動くなど、次の業務を把握すれば、
　　　さらに仕事の効率がよく、患者さん対応に余裕ができる

CASE 2 採血が苦手で、患者さんや他の看護師に迷惑をかけてしまう

いまの
あなたの
状態は

☐ 採血に対して苦手意識がある
☐ 採血を失敗してしまい、他の看護師に替わってもらうことが多い

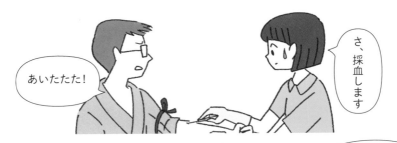

あいたたた！

さ、採血します

BAD

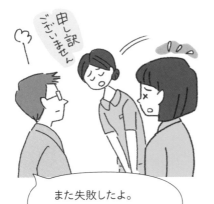

申し訳ございません

また失敗したよ。
別のナースにしてよ！

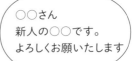

GOOD

○○さん
新人の○○です。
よろしくお願いいたします

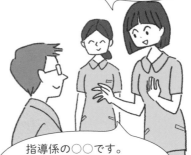

指導係の○○です。
ご協力ありがとうございます。
痛かったら替わりますので、
仰ってください

▷ 確実な技術は患者を守る。前向きに習得しよう

　看護師はプロフェショナル職能ですから「採血が苦手だからできません」ではすまされません。常に技術を磨いていくことが求められます。

　苦手意識を克服するには、自分は業務で何を勉強したいのか、看護師としてどこを強化していきたいか、周囲にも協力してもらえるように伝えると状況は変わります。

　ただし、技術の向上にのみ注力することは望ましくありません。患者さんの痛みや病状などに配慮することも重要です。

医療安全上の リスク	□ 患者さんの心身に大きな負担をかけてしまう □ いつまでたっても、自信をもって採血ができない □ 採血を避けることで、周囲の人から「向上心が 　ない人」と見られる □ 「あの病院のナースは注射が下手」と病院全体の 　評判を落とす

福 ポイント

◆ 患者さんは新人もベテランも関係なく、高技術の医療を望んでいる

◆ 技術が足りないことを自覚したら、あとは努力あるのみ

◆ できないからやらない、という姿勢は絶対NG

◆ 将来なりたい自分の姿を思い描き、それを目標に

◆ 上司や同僚には正直に説明して、協力してもらうほうが得策

+α　上司に採血の仕事を優先的に回してもらったり、練習に付き合ってもらったりすると、技術の向上につながる。そして、積極性が評価される

CASE 3　問診が苦手で、患者さんの訴えを丁寧にくみとることができない

いまの
あなたの
状態は

☐ 問診に時間がかかる

☐ 患者さんから何度も質問を受ける

☐ 患者さんから「そんなことは聞いていない」と言われたことがある

☐ 問診終了時、患者さんに「何かお聞きになりたいことやご不明な点がございますか？」と確認していない

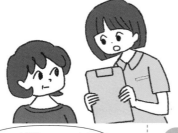

○○さん、こんにちは。
看護師の○○です。
よろしくお願いします

BAD

ここが痛いのですね。
ここですね。
ズキズキするんですね。
痛みの強さは?

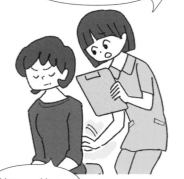

はい…、はい…
はい…

GOOD

今日は腰が痛いとの
ことですが、どうなさい
ましたか？

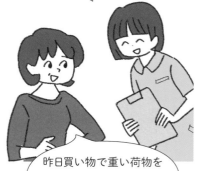

昨日買い物で重い荷物を
持ったらグキッといってね。
それから……

▷ YES、NOだけでは患者さんの本当のニーズはわからない

　患者さんが問診票に記入した事項を、順を追って確認することが問診の目的ではありません。

　問診の目的は、患者さんの症状や訴えを聴きとり、相手のニーズに合わせた、適切・最善の医療につなげるためではないでしょうか。

　患者さんによっては痛みをとってほしいだけでなく、不安を解消してほしい人もいるかもしれません。身体に出ている症状だけでなく、場合によっては心の健康にも問題があるとも考えられます。

　満足してもらえる医療提供を目指すには、まずは心情をくみとり、納得してもらうことが大切です。

　問診にはYES、NOで答えられるクローズド・クエスチョンではなく、自由度の高いオープン・クエスチョンを使い、患者さんに問診票に記入した内容について話してもらいます。

　これは、ニーズを引き出すテクニックです。

　問診は、「なぜこの患者さんは来院して、当院で治療を希望しているのか」という真意を明確にすることができるのです。

　記入事項の確認だけでなく、相手の真意はなんだろう、患者さんの訴えや希望する医療はなんだろう、と考える姿勢を忘れないことです。

オープン・クエスチョンとクローズド・クエスチョン

オープン・クエスチョン （YES や NO で答えられない質問）	クローズド・クエスチョン （YES や NO で答えられる質問）
・体調はいかがですか？ ・今日はどうされましたか？　など	・頭が痛いですか？ ・朝食は食べましたか？ ・いつからその症状はありますか？　何日前からですか？　など

▷ 問診力を高めるポイント10か条

【その1】予習

　問診票に記入された内容を見ないで対応すると、単なる確認作業になってしまい

ます。再診の患者さんも一度カルテを開き、症状経過を確認してから問診することで、適切な医療提供に至ります。

【その2】場所

症状を聞く場所は適切でしょうか。個人情報保護法が施行されています。いま、ここで問診するべきなのか考えます。

【その3】目線

上から目線でなく、腰を低くしているでしょうか。

▶ Column ◀

問診力を高める3つのポイント

医療の質は、なんといっても問診力です。あなたは、普段どのような問診を行っていますか。

私は、クライアント先では、問診力を高めるために、ポイントを3つ提案しています。

①患者さんが記入した内容から、来院目的を考える。当院に求めること、当院ができることを推し量る

②聞きたいことを聞くのではなく、相手が話したいことを聴く。つまり、質問力を高める

③問診票はどんな患者さんでも、質問事項がわかりやすく、書きやすいこと

記入された問診票をみながら、質問項目を次々にチェックするだけになってはいませんか。初診の患者さんの主訴だけでなく、医療者目線で原因を推測して話を訊きとる力が必要です。

たとえば、整形外科に来院した高齢者の方が、足の状態が悪く痛みを伴っ

ているケースを想定しましょう。あなたが「症状についてお話を伺います。今日はどうなさったんですか？」と問診で訊ねた場合です。

患者さんは、開口一番なんと答えるでしょうか。ぜひ集中して聴いてみることを勧めます。

A「この痛みをとってもらい、普通に歩けるようになりたい」

B「この痛みをどうにかとってほしい」

2つの答えから、この患者さんの目的を掘り下げていきます。

Aの場合、最終ゴールは歩けるようになること。Bの場合、現段階では痛みをとってもらうのがゴールです。

患者さんに同じように質問しても、返ってくる言葉は全員違うと心得ておくことが大切です。医療者にとっては大勢来院する患者さんのうちの1人ですが、患者さんは、「私を」診てほしいのです。つまり、オンリーワンを求めています。

【その4】距離感

威圧的に真正面から対応せず、患者さんが緊張しない距離感を保てていますか。

【その5】患者さんからも見やすいか

問診票などの書類の向きは、患者さんにも見えやすくしていますか。

【その6】声

大きさや話すスピードは適切でしょうか。

【その7】患者確認

患者さんの取り違えは最大の医療事故につながります。

【その8】「看護師の○○です」と名乗っているか

患者さんの不安軽減のため、医療知識のある看護師であることを伝えます。

【その9】時間

問診にかかる時間がどれくらいなのか、最初に伝えます。

【その10】配慮

看護師だからできる気配り、目配り、心配りをします。

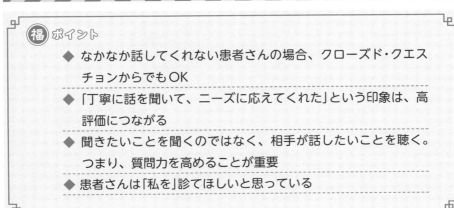

医療安全上の
リスク

- □ 患者さんが求めている医療と違うと、低評価になる
- □ 適切な医療を提供することができない
- □ 個別性を重視した看護を実践できない
- □ 重要事項を聞き逃すと医療事故につながる

福 ポイント

- ◆ なかなか話してくれない患者さんの場合、クローズド・クエスチョンからでもOK
- ◆ 「丁寧に話を聞いて、ニーズに応えてくれた」という印象は、高評価につながる
- ◆ 聞きたいことを聞くのではなく、相手が話したいことを聴く。つまり、質問力を高めることが重要
- ◆ 患者さんは「私を」診てほしいと思っている

CASE 4 上司や医師の目が気になり、患者さんの安全・安楽に気がまわらない

- ☐ 患者さんのケアに集中できない
- ☐ 何をしたらいいのかわからなくなり、焦る
- ☐ 仕事が中断したり、中途半端になったりする
- ☐ 自分の仕事に自信がもてない

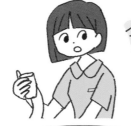
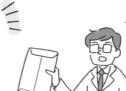

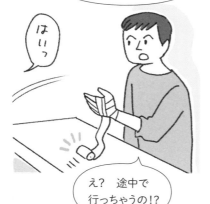

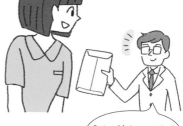

▷ 緊急度と重要度を意識してみましょう

　本来、患者さんの生命と健康をサポートしたいと看護師になったはずなのに、上司の評価や医師への忖度(他人の気持ちを推し量ること)に気をとられて、患者さんのケアが十分にできないという悩みは多いです。

　仕事には、緊急度と重要度があり、それに応じて優先順位をつけて対処していくことが通常です。

　最優先するのは、緊急度も重要度も高い事案です。次に優先することは、重要だが緊急度の低いもの、あるいは重要度が低く緊急度の高い事案です。

　この選択が仕事の質に直結しています。

　通常は、緊急度・重要度に配慮しながら業務にあたります。しかし、上司や先輩、医師に「これやっといて」「あれ、どうなった」と聞かれるのがストレスで、優先順位が入れ替わっていないでしょうか。

　また、自分にとっての優先順位と他者にとっての優先順位は、異なる場合もあります。

　「ちょっと待ってください」と答えた結果、上司やドクターは「後まわしにされた」「指示を聞かない」と受け取るかもしれません。あとどのくらいで終わるのか具体的にかかる時間や、説明をすると理解されやすくなります。

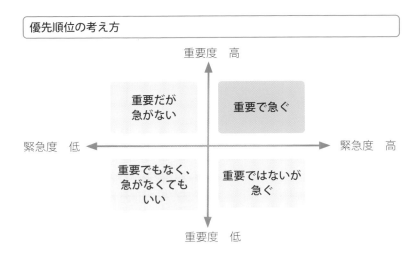

優先順位の考え方

重要度　高

重要だが急がない　　重要で急ぐ

緊急度　低　　　　　　　　　緊急度　高

重要でもなく、急がなくてもいい　　重要ではないが急ぐ

重要度　低

▷ 自分のやるべきことを視覚化する

　仕事に追われると、いま抱えている業務が緊急なのか、どのくらい重要なのか、などがわからなくなってしまうことも多いと思います。また、時間に追われて忘れてしまわないように、業務内容を視覚化しておくことも重要です。

　あなたの業務を書き出してみましょう。

業務内容書き出しシート

日付	業務	期限
月　　日		
月　　日		
月　　日		
月　　日		
月　　日		
月　　日		
月　　日		

オンライン診療でも満足度の高い接遇

　新型コロナウイルスの影響で、オンライン診察を導入し始めた医療機関も多くなりました。

　これまでは、患者さんの顔色や様子、醸し出す雰囲気から適切な医療行為につなげることができました。しかし、オンライン診療では患者さんと共有する温度感は感じにくく、患者さんの訴えをうまくくみとることができないかもしれません。

　患者さんのニーズをキャッチするためには、患者さんの第一声に注目し傾聴することです。できれば、メモをとることをおすすめします。その患者さんのひと言目を聞き逃がさないこと

が、患者満足度につながるからです。

　たとえば「眠れない」という患者さんの第一声に着目してみます。
- 眠れなくてつらい
- 眠れるようになりたい
- なぜ、眠れないのかを知りたい

など、症状の訴えなのか、理由を知りたいのかがわかります。

　これまでは対面で診察していたため、言葉以外の情報（非言語コミュニケーション）から患者さんが本当に言いたいことを推察し、導き出すことができました。オンライン診療では、「言葉」によるコミュニケーション力がカギになります。

**医療安全上の
リスク**

- ☐ 目先の業務に追われることで、患者さんとの信頼関係を損なう
- ☐ 本来終えるべき仕事がやりかけになる
- ☐ 自分の仕事の見通しが立たない

㊫ ポイント

◆ 緊急性と重要度を念頭において、仕事の順番を考えよう

◆ 多くのことに気をとられると、医療ミスの原因となる

◆ 具体的な時間などの数字を提示すると、相手に理解され伝わりやすい

上司や医師の目が気になり、患者さんの安全・安楽に気がまわらない ●●●

CASE 5 一人で集中して 仕事をしたいと言う部下

いまの
あなたの
状態は

☐ 部下や後輩と仕事のやり方が合わず、イライラする
☐ 部下や後輩が、自分の意見を聞いてくれない

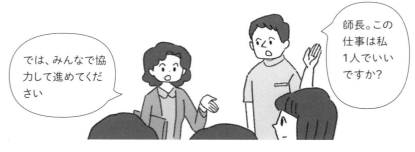

では、みんなで協力して進めてください

師長。この仕事は私1人でいいですか?

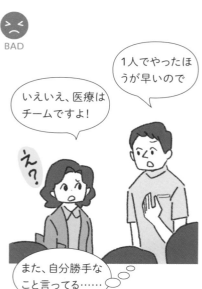

BAD

1人でやったほうが早いので

いえいえ、医療はチームですよ!

え?

また、自分勝手なこと言ってる……

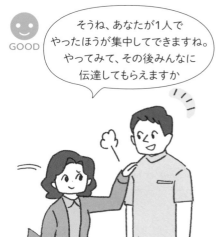

GOOD

そうね、あなたが1人でやったほうが集中してできますね。やってみて、その後みんなに伝達してもらえますか

ありがとうございます。頑張ります

▶ コミュニケーション特性の違いを分析し、軽やかに乗り越えて

　職場の悩みの多くは人間関係によるものです。相性が合うかどうかも大事ですが、合わないからといって険悪になる、退職するのでは、職業人として理想ではありません。人間関係を上手に克服することも仕事では大事なことです。

　前述した通り、人によりコミュニケーションの傾向はさまざまです。自分と相手のコミュニケーション特性の違いを理解することで、意思疎通のずれを解消します。

　たとえば個人型とチーム型では、事象に対する反応が違います。個人型の傾向が高い場合は、一人の空間にいることで仕事がはかどる人です。チーム型の傾向が高い場合は周りに人がたくさんいることで仕事がはかどる人です。みんなと一緒に仕事することを好む人ばかりではありません。一人で働く環境を理想としている人がいることを忘れてはいけないのではないでしょうか。

　絶対的に全員がチーム型の傾向が高くある必要はなく、個人型の傾向の高い人など多様な人々がいて、チームは成り立っているという認識が必要です。「ねばならない」と枠にはめて考えがちですが、それぞれの特徴を把握して、適材適所に配置して本人のやる気を引き出すほうが、よりよいパフォーマンスを生みます。シチュエーションによって、柔軟に適応していくことが大事だと考えます。

part
3

好循環・悪循環のケース・スタディ

医療安全上の リスク	□ 職場がギスギスしている
	□ チーム全体の雰囲気が悪い
	□ 重要事項が正確に伝わらなくなる
	□ 仕事が滞る

㊎ ポイント

◆ 好き嫌いはあって当然。うまくコントロールしてこそプロ

◆ コミュニケーション・ギャップはある、と考えよう

CASE **6**　他部署との関係が悪く、憂うつになる

☐ 他部署の人とあまり話したくない
☐ 他部署の人と廊下ですれ違っても、あいさつはしない
☐ 早く仕事をすませたい
☐ 他部署の人間関係や相手の態度に問題があると思っている

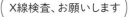

X線検査、お願いします

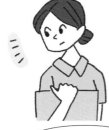

BAD

ええ!?　いま忙しいんだよ。いつも急に言ってくるけど、こっちにも都合があるんだよね

仕事なんだから、お願いします

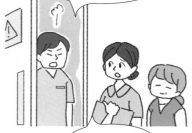

GOOD

すみません。2階病棟○○です。明日手術の患者さんのX線検査のオーダーが入りました。いまからいいですか?

いま撮影中だから、20分後ならいいですよ

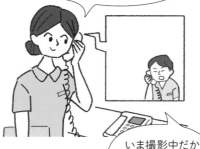

▷ お互いに自分の都合ばかりを言っていませんか

業務の優先度はそれぞれおかれた立場や任務によって異なります。自分の予定している業務のペースを乱されると、抵抗感が生じます。

誰にでもあることですが、業務に追われすぎると、考え方が自分主軸（自己中心）になっていきます。すると余裕がなくなり、ささいな行き違いは相手の対応が悪いからととらえ、言葉が強くなり関係性がこじれてしまいます。

医療はチームワークです。他部署との連携力が質の高い医療につながっています。他の部署と連携がとれず、ギスギスとした雰囲気の病院は患者さんも察知し、その病院を敬遠する理由のひとつになります。

他部署との関係がうまくいっていないと感じたら、自分主軸を改めるために、まず客観的視点で現状を把握しましょう。そうすることで、改善策は見つかります。

いきなり仕事を投げるのではなく、お互いに事前にひと言声をかけたり、笑顔で「お願いします」と言ったり、必ず「ありがとうございます」と受け取ったりすることで、少しずつ相手を理解しようとする姿勢が生まれます。

医療安全上の リスク	□ チーム連携がうまくいかない
	□ 病院としての機能に問題が生じる
	□ 患者さんの治療の妨げになる
	□ 協働することができず、楽しく仕事ができない

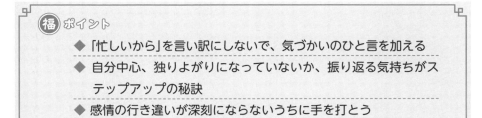

（福）ポイント

◆ 「忙しいから」を言い訳にしないで、気づかいのひと言を加える

◆ 自分中心、独りよがりになっていないか、振り返る気持ちがステップアップの秘訣

◆ 感情の行き違いが深刻にならないうちに手を打とう

CASE 7　仕事の評価は高いが、チームになじめない同僚がいる

> **いまの
> チームの
> 状態は**
>
> ☐ 部下や後輩、同僚にチーム内で孤立している人がいる
> ☐ チーム内で噂話がある
> ☐ 各々のスキルを活かせていない

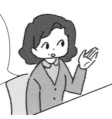

○○さんは技術力は高いけれど、人とコミュニケーションをとるのは苦手ですね

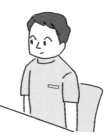

BAD

チームで仕事をしているのだから、うまくやってください

GOOD

あなたの技術力を見込んで、勉強会を開こうと考えていますが、みなさんに教えてくれますか？

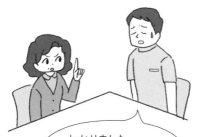

わかりました……
努力します（仕事以外のことで煩わされたくないのに）

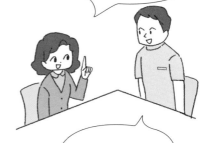

評価されてとても嬉しいです。私でよければ！

▷ 個性や多様性を積極的に認めていく

　人には得手不得手があります。相性が悪い人や協調性のない人、コミュニケーション能力が低い人などを排除するのではなく、仕事の面でその人がもっているスキルをみんなに還元してもらえるような切り口を考えてみましょう。それによって、その人の素晴らしい面が周囲に周知されていきます。

　部下のやる気を出すには、管理者がまずは一人ひとりを承認することからだと考えます。

　人を育てることは、なかなか一筋縄ではいきません。それぞれの、どの部分を評価して、どのように育てるのかが重要です。

　組織は人がいるから存在します。

　部下の伸びしろは、育成側の目のつけどころにかかっています。

**医療安全上の
リスク**

☐ それぞれのパフォーマンスの低下を招いている
☐ 不平不満がたまる
☐ チームになじませようと気苦労が絶えない

㊫ポイント

◆ 周囲に合わせるのではなく、個性を伸ばすという考え方が大切
◆ 秀でている部分はみんなの前で積極的にほめ、活用しよう
◆ 個人型、チーム型のどちらにもよいところがあると認識しよう

CASE 8 もっと余裕をもって、患者さんに対応したい

いまの
あなたの
状態は

☐ いつも焦っている(バタバタしている)
☐ 「自分の看護はこれでいいのか」と悩む
☐ 1日の終わりには心身ともに疲労困憊している
☐ 自分はダメな看護師だと落ち込むことがある

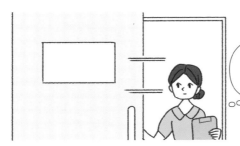

さて、朝の
バイタルチェックを
はじめよう

BAD

おはようございます。
はい、体温測ってください。
変わったことはありませんよね?

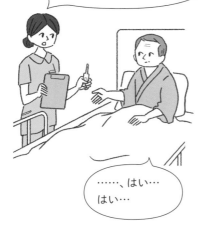

……、はい…
はい…

GOOD

○○さん、おはようございます。
今日は天気がいいですよ。
昨夜はよく眠れましたか?

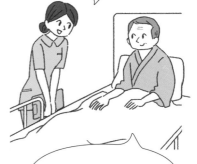

昨夜はちょっと傷が痛くて、
眠れなかったんです

▷ 患者さんとの関係を見直して

　適切な医療を提供することは、とても重要です。では、そのために行っている医療行為のひとつひとつは、何のためでしょうか。

　バイタルチェックひとつをとっても、一方通行で実施するのではなく、「なんのために」と目的意識をもっているのかを自問してみましょう。

　看護師が患者さんと向き合い、ニーズに応えることで良好な関係性が構築できます。良好な関係性により、的確な情報伝達と適切な医療で看護が提供できます。

　これが好循環です。

　業務をこなすことがゴールになっているときは、事務的な看護に陥（おちい）っていないでしょうか。事務的な看護では、患者さんとの関係が悪循環になっている場合があります。

　患者さんの情報（ニーズ）を聴くためには、相手主軸の看護をすることが大切です。あなたは、自分の業務の都合を優先していませんか。医療行為を受ける患者さんの「心の安心ランプ」は点灯しているでしょうか。

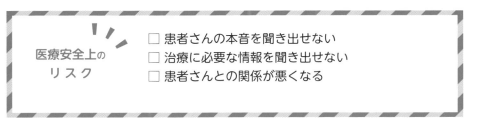

医療安全上の リスク	☐ 患者さんの本音を聞き出せない ☐ 治療に必要な情報を聞き出せない ☐ 患者さんとの関係が悪くなる

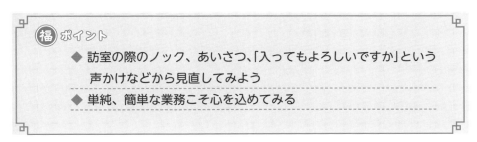

福 ポイント

◆ 訪室の際のノック、あいさつ、「入ってもよろしいですか」という
　声かけなどから見直してみよう

◆ 単純、簡単な業務こそ心を込めてみる

CASE 9　検査説明が苦手なため、患者さんが聞いてくれない・イライラされる

いまの
あなたの
状態は

☐ 患者さんをいらつかせている
☐ マニュアル通りの説明しかできない
☐ 検査説明に時間がかかる

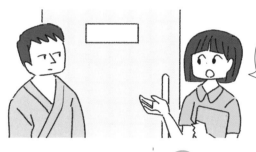

これから、検査の説明をしますね

BAD

説明することになっているんです。聞いてください

前も聞いたよ！

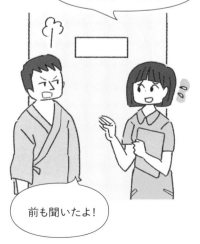

GOOD

検査のことは、だいたいわかってるよ

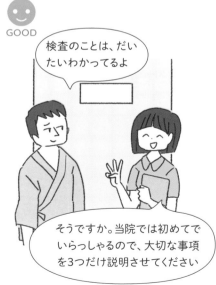

そうですか。当院では初めていらっしゃるので、大切な事項を3つだけ説明させてください

▷ どうしたら気持ちよく耳を傾けてくれるのか

検査説明に対し、下記のように思い込んではいませんか。

> ①きちんと説明しないと何かあったときに問題になる
> ②全部説明するように教育されている
> ③新人なのでセオリー通り手順を踏まないと不安

検査の説明は適切な医療行為に必要です。しかし、毎回マニュアル通りに説明することがよりよい看護につながるわけではありません。また、ヒヤリハットの起因は、ルーチンワークなど慢性的な業務のあり方だともいわれています。個々の患者さんに合わせた臨機応変な説明が大事です。「何のための検査説明なのか」を見失ってしまうと、検査説明をすることがゴールになっています。

新人の場合は、「私は検査説明をするのにまだ経験が浅いので、しっかりと説明させていただいてもよろしいでしょうか」と言ってもよいでしょう。

「説明しますね」ではなく、「説明させていただいてもよろしいでしょうか」と肯定的に依頼する表現で検査説明を始めることです。

患者さんに同意を得ることが、まずは先手です。

▷ なぜ患者さんは問診票を空欄にするのか

マニュアルに沿って業務を進めていると、患者さんが本当に言いたいこと、看護師にわかって欲しいことを見落としてしまうという例を紹介します。

問診票を記入いただく理由は、患者さんの現状を把握して、適切・最善の医療提供につなげるためです。

既往歴の欄が空白で、「なし」のところにもチェックしていない患者さんがいて、再度聞き直していた事例がありました。

ここでの気づきです。

「問診票に記入されていない場合は書いてもらう」そう思い込んでいいのでしょうか。

ここに、察する力が必要です。

実はこの患者さんは、子宮がんの手術をしたことがあったのです。この既往歴は

彼女にとって、受付フロアーでは書きたくも、言いたくもないことだったのです。

　患者さんの様子や表情が「いつもと違うな」「あれ、どうして書いていないんだろう」と気づくこと、そして、「それはなぜ？」と疑問を持つこと、つまり思考することで、接遇の本質を全うできます。

　医療者にとっては当たり前でも、患者さんにとってはそうでない場合あります。単に、あいさつや笑顔、言葉づかいだけではなく医療接遇とは、相手の立場や状態を察する力です。

　不安や緊張、痛みやつらさなど負の状態をマネジメントするには、プロフェッショナルとして「察する力」が求められます。

　察する力を磨いてみてください。きっと、患者さんから「ありがとう」と、感謝の言葉が返ってきます。

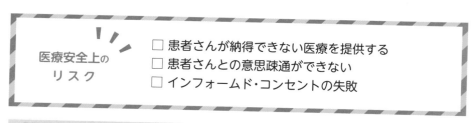

| 医療安全上の
リスク | □ 患者さんが納得できない医療を提供する
□ 患者さんとの意思疎通ができない
□ インフォームド・コンセントの失敗 |

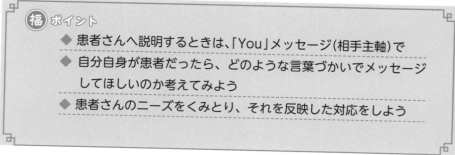

福 ポイント

◆ 患者さんへ説明するときは、「You」メッセージ（相手主軸）で

◆ 自分自身が患者だったら、どのような言葉づかいでメッセージしてほしいのか考えてみよう

◆ 患者さんのニーズをくみとり、それを反映した対応をしよう

院内のルールを守ってもらえない！

医療現場で院内のルール説明を患者さんに理解してもらう際、トラブルが起こりがちです。その理由は大きく3つです。

①「当院では決まっていること」と押し付けている

②なぜ必要なのか、患者さんが納得する説明をしていない

③患者さんの目線になって考えていない

強要すると、患者さんは納得しません。ここではお願い・依頼する応対がカギです。

適切な医療提供には、適正な検査が必要です。適正な検査をするには、患者さんの協力が必要です。

医療接遇は、カタチを追求するだけではなく、「大切な命を守る」ために患者さんと協力して実践するものです。

CASE 10
管理者として、目先の仕事に追われている。どこからはじめていいのかわからない

リーダー・
指導者と
して…

☐ いつもこれでいいのか不安
☐ 感情的になりがち
☐ うまく部下に仕事を振れない
☐ 結局自分ばかり無理をして仕事をしている

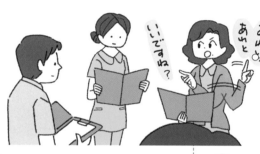

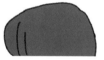

今日は経営会議に出なければならないから、部下に仕事を任せたいわ

BAD

何をもたもたしているの！早くこちらに来て申し送りをしてください

もたもた…

うわっ！機嫌悪いなあ

GOOD

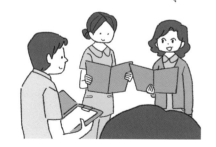

今日はよく頑張ってくれました。私はこれから会議に出ますので、重要で緊急な申し送りだけお願いします

▷ いまの感情や業務を分析することから始めてみよう

よりよい看護ができていないと悩むのは、業務量に時間が追いついていないとき
ではないでしょうか。あるいは、病院の経営的な方針についていくのにストレスを
感じるときでしょうか。

たとえば、在院日数や看護必要度など、師長クラスになると経営的なことも業務
の一環です。気持ちは看護師として看護をしたいのに、管理者としての責任も伴っ
てきます。

そういった理想と現実のはざまでは、感情のマネジメントがうまくいっていない
と思われます。

自分の感情や心のあり方をコントロールできていないと、考え方が後ろ向きにな
り、ささいなことにもストレスを感じ、モチベーションが下がってしまいます。

感情のコントロールがうまくいってないと仕事に影響します。まずは自分の心の
状態を知ることが大切です。

▷ 業務の客観化で優先順位を決める

こういうときは、業務を分析して客観視してみることをおすすめします。

①自分自身の管理者としての業務(実際にやっていること)の洗い出しをする
②箇条書きにして付箋に書き出す
③書き出した業務を、緊急度と重要度(必要度)のベクトル表に張り付ける
④緊急度と重要度が高い業務から順に、自分がやらなければいけない仕事には
　「◎」、やったほうがいい仕事には「○」、部下でもできる仕事は「×」を付ける
⑤「×」の項目を誰にどのように、いつのタイミングで委譲するかを決める
⑥管理者は、重要度の高い仕事に注力する

緊急度と重要度の高い枠に「×」、緊急度が高く重要度が低い枠にたくさんの業務
があったとしたら、解決のポイントになります。

業務を洗い出してみた結果、

❶管理者がする最優先の仕事

❷優先ではないが、管理者がする仕事

❸優先ではないが、部下に任せられる仕事

といった割り当てになっていますか？

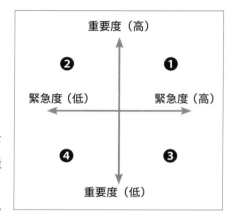

❸❹はいつ、誰に任せるかを決めます。

　期限までに余裕がある仕事ならば、部下からの相談に乗れますし、フォローも可能です。

　「私がやらなければならない」と思い込んで業務を抱えると、仕事に余裕がなくなりヒヤリハットの原因になります。

　さらにワークシートは、

❶重要度・緊急度が高い

❷重要度は高く、緊急度が低い

この2つの業務内での優先順位の見直しにも活用できます。

業務の洗い出し用ワークシート

（例）　業務分担、委員会メンバー選出、他部署伝達　など

業務内容	重要度	緊急度

医療安全上の
リ ス ク

- ☐ 仕事が1人に集中してオーバーワークになる
- ☐ チームメンバーの士気が下がる
- ☐ 業務の情報共有ができていない

福 ポイント

- ◆ 部下に任せることも仕事の1つだと考えよう
- ◆ 「頼られている」という気持ちは、部下の大きなモチベーションになる
- ◆ すべての業務を一人でやろうとしない

CASE 11 患者さんになれなれしい言葉づかいをする新人ナースを、上手にたしなめたい

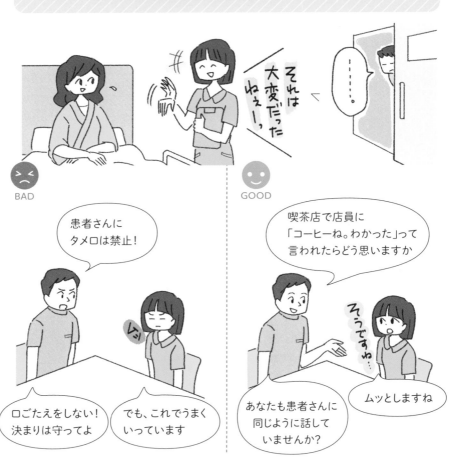

▷ 患者さんの身になって考え、節度を保つ

「患者さんへの言葉づかいに気をつけなさい」と口うるさくいっても、「なぜ」「どうして」を理解していないと、納得感を得られません。表面上では従うように見せかけ、内心では反発しているかもしれません。これでは、実践につながらないでしょう。

具体例をあげ、実際に相手の身になって考えるように促すのが、最も効果的です。「接遇は感情の集大成」ですから、理由をしっかりと理解して気持ちがこもっていないと態度や言葉に表れないと考えます。

マニュアル通りで表面上は丁寧であっても、よい接遇とはいえません。自分自身が患者さんの立場に立てていれば、おのずから言葉を選んで話そうと配慮します。

言葉づかいは、目的である「適切・最善の医療提供」につなげるためにあるのです。患者さんが納得のいく医療結果を導くために必要です。

おざなりな関係性にならないためにも、言葉づかいが重要です。

医療安全上の リスク	□ 対面している患者さんだけでなく、周囲の人の気分を害することもある □ なあなあの関係になってしまい、治療が進まない □ 院内の雰囲気が緩くなり、ヒヤリやインシデントが起きる

福 ポイント

◆ 親しいほうが治療しやすい、ということはない

◆ プロに徹する医療人のほうが、信頼されやすい

◆ 互いに尊重されるには、節度ある適切な言葉づかいが大切

CASE 12 遅刻常習の（時間、期限にルーズな）後輩をうまく注意したい

リーダー・指導者として…

- □ 部下や後輩のルーズさが許せない
- □ 口うるさいと思われたくない
- □ イライラがその後の仕事にも影響している

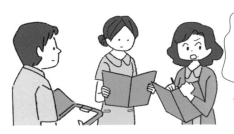

あ！ あの人また遅刻してきた

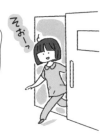

そぉ～っ

BAD

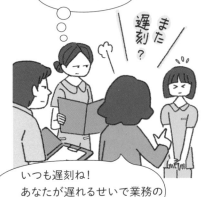

また怒られてる……

また遅刻？

いつも遅刻ね！あなたが遅れるせいで業務の流れが止まるのよ！

GOOD

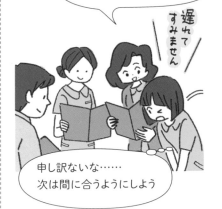

○○さん、おはようございます。みなさん、○○さんが来ました。間に合ってよかったですね。さあ、仕事を始めましょう

遅れてすみません

申し訳ないな……次は間に合うようにしよう

▷ チーム全体でポジティブに対応

　時間にルーズな人がいると、チーム全体の雰囲気が悪くなり、仕事に悪影響を及ぼします。

　業務開始ギリギリの出勤者や、遅刻常習者は申し送りに間に合いません。途中参加になるため、業務内容への理解が足りず、焦ることでミスを招きやすくなります。

　周囲のスタッフもその人をフォローしながら動くことになり、本来なら患者さんに向けるべき注意が散漫になります。これでは、よりよい看護・医療を提供することが難しくなります。

　ミスを厳しく叱責することで、雰囲気が悪くなることを恐れ、見ないふりをするのもよくありません。

　ポジティブな声かけをし、相手だけでなくチーム全体の看護姿勢を変えていくことを目指します。

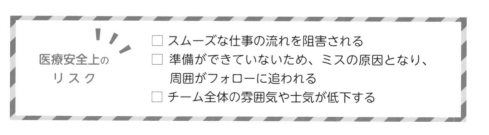

医療安全上の
リスク

☐ スムーズな仕事の流れを阻害される
☐ 準備ができていないため、ミスの原因となり、
　　周囲がフォローに追われる
☐ チーム全体の雰囲気や士気が低下する

 ポイント

　◆ 時間にルーズでは、信頼は得られないことを伝えていく

CASE 13 言われたことしかやらない部下の意識を変えたい

いまのあなたの状態は

☐ チーム全体がいつも焦っている（バタバタしている）
☐ 1日の終わりには心身ともに疲労困憊している
☐ 上司・先輩として自分はダメな看護師だと落ち込むことがある

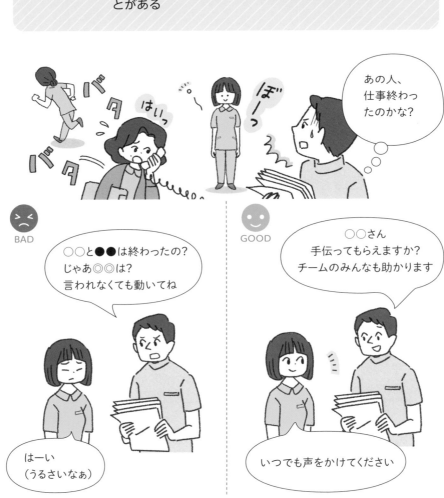

あの人、仕事終わったのかな？

BAD

○○と●●は終わったの？
じゃあ◎◎は？
言われなくても動いてね

はーい（うるさいなぁ）

GOOD

○○さん
手伝ってもらえますか？
チームのみんなも助かります

いつでも声をかけてください

▷ 感謝の気持ちで労をねぎらう

　立場(上司・先輩)を盾に「業務は率先してするのが当たり前」と部下・後輩を動かそうとするのは避けたほうがいいです。職位に伴う権利で部下育成をするリーダーは一流のリーダーとはいえません。

　立場の上下に関係なく、互いに助け合えるチームであることが、働きやすさや仕事のモチベーションになります。

　相手に動いてもらうには、感謝の気持ちや労をねぎらう言葉を日頃からかけていくことが大切です。

▷ 相手を変えるより、伝え方を工夫する

　「何度言っても、教えてもわかってくれない」という悩みをよく聞きます。そして本人に「なぜ?」「どうして?」と追及しても、明確な答えは得られません。

　そのようなとき、新人だったころの自分自身を振り返ってみましょう。

　新人のあなたは、いまのように仕事ができたでしょうか。

　相手を変えようと思えば思うほど、上手くいかないものです。むしろ多くのエネルギーを使い果たし、疲れ切ってしまい育成はうまくいきません。

　厳しく規則遵守で縛る、あるいはうまくいかないからと不平不満を言うだけでは人は育ってくれません。

　さらに、気づかぬうちに相手の弱点ばかりを指摘するようになると、相手はあなたに苦手感を抱き、一緒に仕事をするのを避けるようになり、悪循環のスパイラルに陥ります。

　こういうときには、指導者としてのあり方(とらえ方)を変えることと、相手にわかりやすく説明することが必要です。

　そのため、育成の3要素と指示の3ポイントを踏まえて実践してみましょう。

育成の3要素

①相手を変えるより自分を変える
②過去は変えられないが未来、これからは変えられる
③事実（起きたこと）は変えられないが、行動と言葉そして感情は変える
　ことができる

指示の3ポイント

①内容と理由が明確であるか
②内容と理由を相手が理解しているか
③その理由に相手が納得しているか

　さらに「なぜ」を伝える際に「目的達成」と「問題回避」する言葉の両方が入っているでしょうか。

　たとえば、相手が目的をもって実現を目指す「目的志向」の傾向が高い人の場合は「成果」や「目的」を明確に伝えることです。

　問題を発見し、回避することに意識を向ける「問題回避」の傾向が高い場合なら、「問題」や「不安」を回避する観点から伝えます。

　〈例〉
　「目的志向型」の傾向が高い場合
　　• チーム連携がスムーズにいくために
　　• 患者さんが安心して受診（治療）できるように
　　• 成果につながる看護のために
　「問題回避型」の傾向が高い場合
　　• ヒヤリハット、インシデントを起こさないように
　　• 患者さんが不安がらないように
　　• 病院が不評にならないように

部下（相手）がわかってくれないのではなく、こちら（伝え手）が、伝え方を変えなければ伝わらないこともあります。

　コミュニケーションをとるとき、相手は目的志向の傾向が高いのか、問題回避の傾向が高いのかわかりません。ですから、指示を出す理由には、両方の言葉を入れるとよいでしょう。

　大事なことは、伝わるように伝えることです。

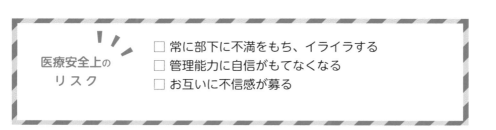

医療安全上の
リスク

☐ 常に部下に不満をもち、イライラする
☐ 管理能力に自信がもてなくなる
☐ お互いに不信感が募る

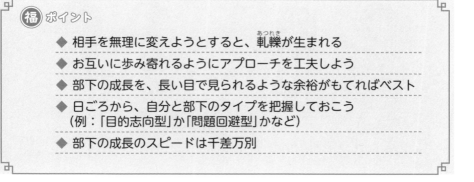

福 ポイント

◆ 相手を無理に変えようとすると、軋轢（あつれき）が生まれる

◆ お互いに歩み寄れるようにアプローチを工夫しよう

◆ 部下の成長を、長い目で見られるような余裕がもてればベスト

◆ 日ごろから、自分と部下のタイプを把握しておこう
　（例：「目的志向型」か「問題回避型」かなど）

◆ 部下の成長のスピードは千差万別

CASE 14　きちんと申し送りをしたのに、同じことを聞いてくる

リーダー・指導者として…

□ 部下や後輩に同じ話を何度もさせられ、イライラする
□ 人の話を聞いていなかったのかと、部下や後輩にあきれる
□ 部下や後輩に患者さんを任せてよいのか心配になる

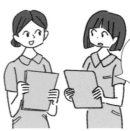

手術前の患者さんのケアと説明については前回教えましたね？

たぶん……あまりよく覚えていません

BAD

前にも同じことがあったわよね。きちんと話を聞いているの？

え～と

たぶん…

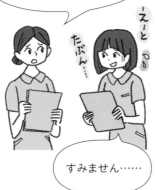

すみません……

GOOD

（聞いただけでは覚えられないタイプなのね）では、このパンフレットに沿って説明します。メモを取ると再確認になりますよ

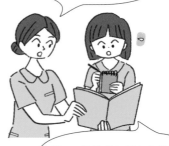

はい。具体的に見たほうが覚えやすいようです

▷ 「伝えた」と「伝わった」の間にある大きな溝

　患者さんへのインフォームド・コンセントでも同じ場面があります。何度も同じことを言わされると「説明を聞いていないのでは」とイライラします。

　このようなケースでは、接遇においてだけではなく、業務連携にも影響し医療に支障をきたします。そして、タイムコストもかかっています。接遇力を向上すればタイムコスト減少にもつながり、効率化にも直結します。

　この場合は、「聞いてない相手が悪い」「自分の説明が悪い」のではなく、「アプローチ方法がすれ違っている」と言えます。

　前述したように、人にはコミュニケーションの特性があります。説明するときや意思の疎通をはかるときは、相手のタイプを見極めてポイントをおさえると、伝わりやすくなります。

　また、「伝えた」と「伝わった」は大きく違います。相手に言ったら業務は終了ではありません。相手が理解して、意図したとおりに動いて初めて「伝わった」というこ

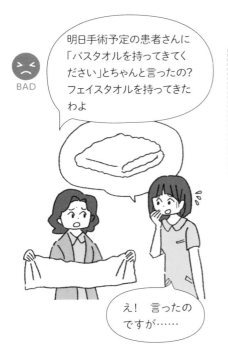

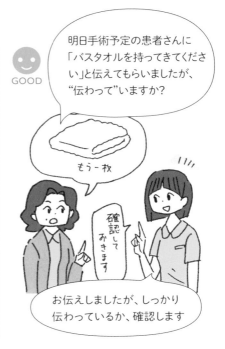

とです。「言ったのか」という確認ではなく「伝わったのか・できているのか」を確認するようにします。

　前ページの事例にもあるように「言いましたか?」と訊ねると、「はい。言いました」と答えるでしょう。確かに「言った」のは事実です。しかし、求めていた結果とは異なっています。

　一方、「(相手に)伝わりましたか?」と訊ねると、ハッとして確認行動をします。つまり言ったどうかではなく「伝わったか」が重要事項なのだと気づくのです。

　このように、自分の言葉の使い方が、相手の状態をつくっていることがわかります。これは、コミュニケーションの肝となります。

　どのような言葉を選び、どのように表現するかが、結果につながるのです。

▷ 理解できているのか確認するには

　相手が理解したかどうかをきちんと確認すれば、意図したとおりに情報が相手に伝わっているかがわかります。あとで大きなミスにつながるよりは、不安に感じたら確かめることが医療安全です。

　以下のような方法は、スタッフだけでなく、患者さんへの確認にも利用できます。

①ストレートに「確認したい」と伝える➡「○○のため」と目的を明確に伝える
　　(例:明日の手術がスムーズに行われるため　など)
②「同じことを何度も話しているだろうけれど、私が知りたい」と伝える
　　(例:患者確認など、何度も名乗ってもらう場合　など)
③相手に話してもらう
　　(例:師長からはどのように聞いていますか　など)

　いくら高い技術や最新の設備があったとしても、医療者側と患者側の相互理解がないと、納得のいく医療は提供しにくくなります。

　どのようにしたら、コミュニケーションのギャップを少なくできるか工夫をしていくことが大切です。

医療安全上の リスク	□ 事実の伝達に齟齬があり、医療過誤につながる
	□ 言った・言わないになり、人間関係が悪化する

福 ポイント

◆ 「何回も！」「いつも！」と不満を感じたときは、アプローチ方法を振り返ってみよう

◆ 患者さんや部下にとって、看護師や先輩の言葉は大きな影響力をもつため、ポジティブな言葉で導こう

◆ 正しく伝わっているか確認することが大事。厳しくチェックすることが目的ではない

◆ 質問があるということは、説明が足りていないとも言える

Column

「すみません」は便利な言葉！

あなたが、「すみません」という言葉を使って話すとき、その意味や意図は何ですか。

① 詫びるとき

② お願いするとき

③ 感謝するとき

「すみません」という言葉は、ひとつで複数の意味をもつ多義語です。

便利な言葉ですが、電話応対など、相手の姿が見えない状況では、お願いしているのか、感謝しているのか本意が伝わりにくくなります。相手によって解釈の相違が出る場合もあります。

そのため「すみません」の後に、本意を付け加えて話す習慣を身につけることをお勧めします。

「すみません、ありがとうございます」

「すみません、お願いします」

「すみません、申し訳ございません」

と、ひと言添えると、誤解を招いたり、戸惑わせたりしてしまうリスクを減らすことができます。

CASE 15 文句や否定的な言葉ばかり 言う部下をどうにかしたい

**いまの
チームの
状態は**

- ☐ 文句ばかり言う部下や後輩がいる
- ☐ できない理由しか言わない部下や後輩、同僚がいる
- ☐ チームの人間関係がよくない

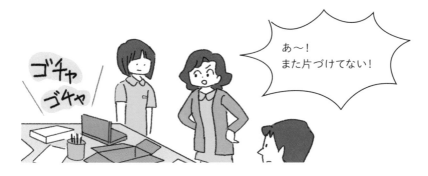

ゴチャ
ゴチャ

あ〜！
また片づけてない！

BAD

師長、私忙しいので、片づけ
は他の人に言ってください
どうせまた散らかるんだし

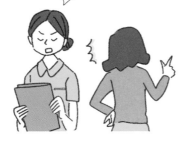

GOOD

みなさん、業務で
忙しいですが、整理整頓をして、
気持ちよく仕事をしましょうよ

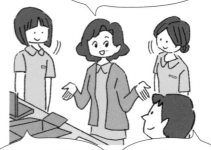

そうですね。最近業務
に追われていました

安全確保のためにも
片づけます

▷ 不平不満で何かを成し遂げられますか

　文句や否定的な言葉ばかりが出るのは、ある種の防衛反応かもしれません。自分ができていなかったり、あるいは自信がないときではないでしょうか。

　チームマネジメントで、ネガティブで否定的な言葉ばかりが出てくる部下の育成にはエネルギーを使います。とくに、キャリアの長い看護師ですと「いままでこれでやってきたのに、何が悪いの？」といった態度をとったりする人もいます。

　私はコンサルティング先で、「不平不満を言って何かを成し遂げられますか」と聞きます。

　不平不満は人間関係をギクシャクさせます。他者への悪影響や業務の負担増加などを招き、よいことはひとつもありません。

　他人や環境のせいにするなど「できない理由」は誰にでも言えます。大事なことは、「できるようにするには」という思考です。

　仕事は人生の大きな基盤の1つでもあります。

　少しでも良好な状態でいられるよう、解決策へ向けた言動が建設的です。

▷ どうしたら、チーム一丸になれるのか

　チームは、互いの得手不得手を理解し合い助け合い、分かち合うものです。多くのチームリーダーは「みんなでフォローし合い、チーム一丸となりたい」と思っています。

　しかし、キャリアの短い部下が担当した患者さんから度重なるクレームが来たり、仕事ができる部下の負担が大きくなって不満が出ることがあります。そのため、思うようにチーム全体の育成ができないというジレンマに陥る場合もあります。

　リーダーとして明確な目的意識はあるし、目指す地点に向かって、自分なりにやってはきたものの、思うように進んでいない焦りを感じたりすることがあるでしょう。

　そのようなときは、まずは現状を分析することが必要だと考えます。

　リーダーとして、どのようなことに取り組んでいるのか具体的にあげていきます。

　たとえば、面談です。どれくらいの間隔で実施しているのか、その内容はどうなのか……と掘り下げていきます。このとき「面談をすること」が目的となってはいないでしょうか。

①部下の課題を双方（部下自身・リーダー）が認識しているか

②部下が問題解決にどう取り組んでいるのか

③部下がこれからやりたいことは何か　　など

　以上のようなポイントから、あなたは部下の現状をしっかり把握しているでしょうか。

　また、目指すチーム像に近づけるためには、まずは、リーダーが部下を「承認」することが大切です。「あなたの存在を認めていますよ」というメッセージは、部下に届いているでしょうか。

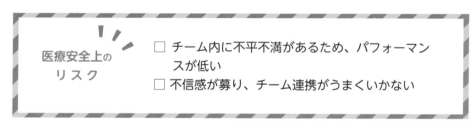

医療安全上の
リスク

☐ チーム内に不平不満があるため、パフォーマンスが低い

☐ 不信感が募り、チーム連携がうまくいかない

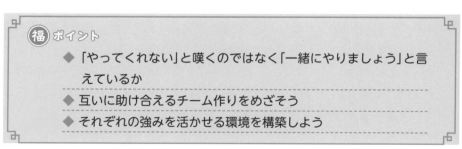

福 ポイント

◆ 「やってくれない」と嘆くのではなく「一緒にやりましょう」と言えているか

◆ 互いに助け合えるチーム作りをめざそう

◆ それぞれの強みを活かせる環境を構築しよう

┤ **Column** ├

「これくらい……」が全体を乱し、医療事故につながる

　業務姿勢を低下させるものとしてよくあげられるのが、勤務中のおしゃべりです。なぜ、勤務中の私語はダメなのでしょうか。

　患者さんと楽しくおしゃべりすることは、よい関係を築く手段のひとつでもあるという人もいますが、私語がよくない理由は大きく4つあります。

① 医療安全

　医療機関は医療が目的である。手技中や業務中におしゃべりをしてしまうと気が緩み、医療ミスが起きる可能性が高くなる。

② 公平、平等な医療提供

　周囲にはほかに多くの患者さんがい

る。1人の患者さんだけがスタッフと仲良さそうに話しているのを見たときにどう感じるか。

③ 責任の所在

　おしゃべりしている患者のプライベートが話題になり、他の患者がその個人情報を外部に話すおそれがある。その際の責任はとれない。

④ チーム連携力低下

　持ち場の業務が止まり、他スタッフへの負担が発生する。「おしゃべりくらいで」「ちょっと遅刻した程度で」と思われるかもしれないが、その背景には医療損失の芽が潜んでいることを忘れてはならないと考える。

CASE 16 患者さんに納得してもらえる看護をするには

> **いまのあなたの状態は**
> - ☐ 患者さんの承諾を得ないで医療行為をしている
> - ☐ 患者さんにムッとされたり、ビックリされたり拒否されたりしたことがある
> - ☐ 黙って病室に入ったり、身体に触れることがある

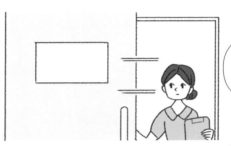

おはようございます
（さて、朝のバイタル
チェックをはじめよう）

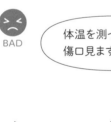
BAD

体温を測ってください。
傷口見ますね〜

キャッ！
急に何ですか!?

○○さん、おはようございます。
体温を測っていただいてもよろしい
でしょうか。傷口を拝見してもよろし
いですか

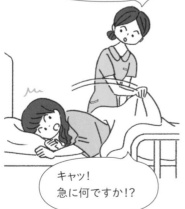
GOOD

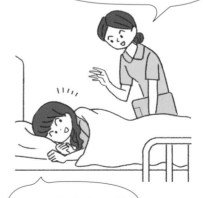

はい、どうぞ。よろしくね

▷ 看護力をアップさせる「YES&GO」

「YES&GO」とは、患者さん(相手)が「YES」「いいですよ」と承諾してから「GO」(行動)を始めることを指し、私がつくった造語です。コンサルティングをしている看護部に提案して、合い言葉にしてもらっています。

「患者さんの状態を確認したい」「業務を早く終わらせたい」という思いで看護業務を行ったのに、患者さんにビックリされたり、ムッとされたりした経験はあるでしょうか。

これは、患者さんの合意を得る前に行動を始めていることが原因です。「体温測りますね」といいながら、すでに患者さんの病衣に触れていたり、「傷の具合を見ます」と言うと同時に布団をめくりあげていませんか？ 当然と言わんばかりに身体に触られたりしたら、誰でも抵抗感を抱きます。そして突然だと緊張します。医療行為において、患者さんに緊張を与えてしまうことは医療安全上のリスクです。

納得の医療には、患者さんの合意のもとに実施することが重要です。合意や承諾を得ることで、必要な情報のもと適切・最善の医療提供ができるのです。

患者さんにこれから行いたいことを申し出て、「YES」と許可をもらうことが必須です。その後、患者さんの身体に触ったり説明を始めることで患者さんは、「こちらの意思を尊重してくれている」と感じ、心を開いてくれます。その結果、相互尊重の医療になり、あなたが目指したい看護に一歩近づきます。

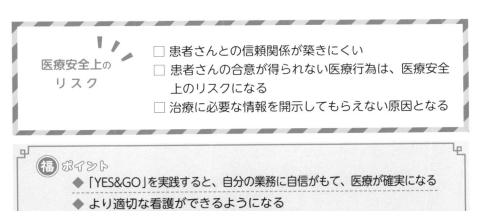

医療安全上の
リスク

- ☐ 患者さんとの信頼関係が築きにくい
- ☐ 患者さんの合意が得られない医療行為は、医療安全上のリスクになる
- ☐ 治療に必要な情報を開示してもらえない原因となる

福 ポイント

◆ 「YES&GO」を実践すると、自分の業務に自信がもて、医療が確実になる

◆ より適切な看護ができるようになる

◆ チームで合い言葉にして、実践あるのみ！

part 3 のまとめ

新人 **プリセプター** **中堅** **管理職**

☑ 患者さんの第一声に注目して、ニーズをくみ取る。

☑ オープン・クエスチョンで患者さんの真意を明確にする。

☑ 緊急度と重要度を意識して、業務の整理をする。

☑ 業務を振り分けたら、優先順位を決める。

☑ チーム連携をスムーズにするために、客観的な視点をもって改善点を探す。

☑ 患者さんから信頼を得るために、節度ある言葉づかいを心がける。

☑ ポジティブな声かけは、よりよい看護・医療の提供につながる。

☑ 患者さんの承諾をもらってから行動に移す「YES&GO」を実践すると目指す看護に近づく。

プリセプター **中堅** **管理職**

☑ チームは多様な人がいて成り立つ。適材適所に配置して、本人のやる気を引き出す。

☑ 相手が聞いていない、理解していないと言うより、伝わるように伝えているか、を考える。

☑ 目指すチームをつくるために、部下の現状をしっかり把握する。

☑ 「やってくれない」ではなく、「一緒にやりましょう」と言う。

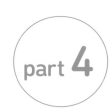

part 4

看護力を高める
「接遇」&「コミュニケーション」

なぜ、申し送りに時間がかかるのか

　ここでは、これまでに述べてきた接遇力やコミュニケーション能力をさらに1ステップ引き上げ、看護力を高めるための方法や心構えを解説します。

　コミュニケーションでは、その場面や相手によって柔軟に対応することが求められます。病院の規模や形態が違っていても、看護や仕事に対する姿勢に変わりはありません。

　たとえば、急性期病棟で朝の申し送りに時間がかかる日があります。それは、どのような理由からでしょうか。

- 症状の重い患者さんが多い
- 緊急入院の患者さんが多い
- 新人育成が進んでいない
- 配置換え直後

などさまざまな理由があげられます。医療接遇の観点では、情報共有での伝え方に要因があると考えます。

看護師の主観的見解は不必要？

　申し送りでは、看護師の主観的見解は不必要だと考えます。

　なぜなら、優先すべきは患者さんの状態や事実だからです。

　たとえば患者Aさんが夜中に熱発した場合は、熱を出した事実とそれに対してどのような処置をしたかを申し送ることが最優先です。

　しかし、事実に加えて自分の予測（たとえば、冷房が効きすぎていたのかもしれない、面会の人数が多くて疲れたのかもしれない）などを詳細に話し始めたらどうなるでしょうか。

　申し送りにかかる時間にばらつきがあるのは、「どのレベルまでを共有するか」という認識が看護師それぞれで違うからです。

　急性期病院では、とくに迅速で適切な医療を提案するという点にフォーカスしたコミュニケーション能力が必要です。それが、医療安

全につながります。自分の仮説を述べて時間を使うのは好ましくない
でしょう。

　客観的な事実をまず話す人、感情を優先する人など、コミュニケー
ションのとり方は人それぞれです。しかし、そのときその場面で求め
られる看護力には適宜なコミュニケーションが必要です。

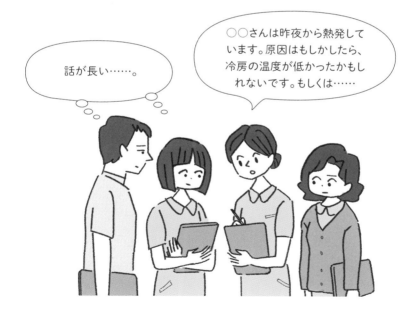

自信がなかった看護師が変われた理由は……

検査や手術に力を入れ始めたクリニックでの話です。

私が初めて訪問したとき、常勤のある看護師さんは、自分の仕事への自信がなくなり、パートタイム勤務に変わったばかりでした。しかし、その後毎月、私が来訪するごとに変わっていく様子を拝見しました。明るくなり、声が大きくなり、笑顔で患者さんとお話をしてくださるようになりました。

あるとき、出血の不安をもつ患者さんへの検査説明について、安心して検査を受けてもらえるよう看護部で検討しました。そのとき、この看護師さんがロールプレイングを実践したのですが、驚くほどに素晴らしい検査説明でした。

説明書に書かれた内容を確認するだけでなく、以前私が提案した内容をしっかりと取り入れ、不安な患者さんに寄り添う言葉が端々にありました。

彼女は数か月で目にみえて変化しました。事務長も「かなり勉強しているみたいです」とおっしゃっていました。

組織が進化するスピードについていけないと、退職を選択する方もいます。しかし、この看護師さんのように、キャリアを重ねても勉強し、組織の変化とともに自らも進化することが、本当の意味でのプロフェッショナルだと教えていただきました。

「私にはできない」「私には無理だ」と思い込んでいたら何も変わりません。常に学び続ける人との差はどんどん開いています。できない理由を並べるよりも、どうすればできるようになるのかです。

この看護師さんが変化することができたのは、
①「できない」は口にしない
②「できる環境」であることを知った
③「私は何のために看護師になったのか」を客観的に振り返った
からだと思います。

もし、あなたが仕事で行き詰まっていたら、ヒントにしてください。

傾聴だけで医療は達成できるのか

❀ 患者さんのニーズを引き出す「質問力」

看護師は学生時代から、患者対応では受容と共感、傾聴が重要であると学び、現場で実践しています。それらは看護の基本としてとても大切です。

傾聴は不可欠なスキルですが、一生懸命に聴くだけで看護が完結するわけではありません。患者さんの話に真摯に耳を傾けたのち、「この患者さんはどのようにしてもらいたいのか」「本当は何を訴えているのか」というニーズを引き出すのがその先の看護であり、本来の目的です。

納得できる医療の実践には、まず患者さんのニーズを引き出す力が必要です。

それぞれの患者さんが求める医療を提供するには、傾聴だけではなく、質問力を身につけることです。患者さんの訴えを受容し、その状態にあわせて共感することで、質の高い看護が提供できるのです。その際、"話し上手は聞き上手"といわれるように、「きく」スキルがポイントとなります。

「きく」には「聞く」→「訊く」→「聴く」の3つがあり、ステップを踏んで説明します。

①「聞く」＝自動的に耳に入ってくる：言いたいことをある程度理解

「そうですか、今日は○○という理由で来院したのですね」と患者さんの訴えを理解します。

②「訊く」＝情報、内容、意図、意味など

聞いたことで入手した訴え（情報）から、医療者として予測されることを視野に入れて患者さんの話を訊きます。この「訊く」は、「訊ねることで発信者の言いたいことをより深く知る」という意味です。

その訊きとった内容からさらに質問し、「当院ではどのような医療や看護が提供できるのか」を考えます。その後、患者さんのニーズにあった適切な医療を提供します。

つまり、この「訊く」では、質問力と提案力がカギとなります。

③「聴く」＝想いや本心

　この「聴く」は、読んで字のごとく"十四の心で聴く"ということです。この「聴く」ことで、看護師の目指す受容・共感レベルのきき方になります。

　「訊く」で質問した内容や提案した内容を、「聴く」ことでさらに深め、発信者の想いや本心を理解することができます。

「聞く」「訊く」「聴く」の違い

聞く	受動的	言いたいことをある程度理解 自動的に耳に入ってくる	
訊く	能動的	訊ね、提案することで、発信者の言いたいことをより深く理解 医療の質に直結	提案
聴く	受動的 能動的	理解するだけでなく、相手の想いや本心までも理解	受容 共感

🌸取り組み方が変わる「提案力」

　質問力や提案力が必要とされるのは、対患者さんだけではありません。院内でのスタッフ間のコミュニケーションにも重要なスキルになります。

　たとえば、病棟で起きた問題をどう解決するかという話題になったときを考えます。「人手が全然足りないのだから無理よ」で切り捨ててしまっては、問題はうやむやになり不平不満の言い合いになるだけです。現状は何も変わりません。

　「具体的にどこのどの部分に問題が起きているのか」「人手が足りないけれど、改善の工夫ができるだろうか」などと、解決策に焦点を当てる質問や提案をすればどうでしょう。問題そのものがクローズアップされ、みんなが問題を解決する現実的な策を考え始めます。

　解決策が出てもうまくいくかは未知数ですし、反対者が出るかもしれません。しかし、それは重要ではありません。大事なことは、行動を起こさなければ何も変わらないということです。

不平不満という否定的なネガティブな状態から抜けだし、変えていこうと肯定的にポジティブにとらえることで好循環になります。

「できた理由」を次に活かす

コミュニケーション能力を向上させるには、やはり実践することが一番です。うなずきや相槌などのスキルを学ぶだけでなく、現場で活用することが大事です。

そのためには、まず、相手を理解し尊重することを基本にします。

「同じ言葉を発しても解釈は千差万別」と前述しましたが、ここをおさえておくことです。

まず、うまく伝わらなかったコミュニケーションを振り返って、自分自身が普段どういう言葉を使っているのかを分析してみましょう。コミュニケーションは他者理解といわれますが、同時に自己理解が大切です。

その解決策には、業務に対して自分がどのようなスタンスをとっているかを客観的に振り返ることです。具体的には言葉と行動の振り返りです。

つまり、自分自身の言動はどこに重きをおいているのか、どのような判断基準で仕事をしているのかということです。

医療者は病気を治療する、不安や緊張を取り除くといった問題を回避する思考パターンが優位にあります。その思考の特性から「何が悪いのだろう」「何が問題なのだろう」という点にフォーカスしがちです。

それだけでなく、「何がよかったのだろう」という視点もぜひ加えてほしいのです。

何がよかったのかを認識すれば、「次もやってみよう」「次はさらによい方法を考えてみよう」と、自分をどんどんレベルアップさせることができるからです。

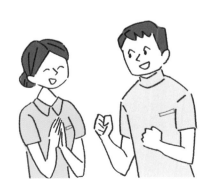

「なぜ」を考えると看護は変わる

　こちらがよかれと思ってしたことでも、相手にはよけいなお世話かもしれません。だったら言われたことだけをしていればよい結果が得られるかというと、そういうわけでもないので、接遇は難しいととらえがちです。

　接遇は日々のトレーニングです。形やマニュアルに頼るのではなく、そのときの状況や相手に合わせて瞬時に判断する必要があります。普段から「私だったら、こうしてほしい」「私の家族だったら、こうしてほしい」と、客観的な視点をもつことで接遇力は向上します。

内省が最良のトレーニング

　ご存じのように、100人の患者さんがいたとしたら、100人がみな同じ対応を望んでいるのではありません。また、同じ患者さんであっても、毎回いつも通りでいいわけではないのです。

　一人ひとり、毎回毎回、対応の前と後、「たったひと言」で、人の気持ちは変容します。ですから、接遇はこうあるべき、こうするべきといった「べき論」では語れません。いかに相手の状況にあわせて臨機応変にできるかが重要です。

　では、どのようにトレーニングするとよいのでしょうか。

　常に自問自答(セルフトーク)、自分とのコミュニケーションをすることです。「タイミングはいまなのか」「これでいいのか」など、ひとつの行動や言葉が相手や周囲の人にどんな影響を及ぼすかを意識するとよいでしょう。患者さんはもちろん、自分自身にとってもよい結果を生みます。

　たとえば、一般的な接遇研修の教本には必ず「表情」というキーワードがあります。医療現場では、「患者さんに笑顔で接しなさい」と言われた経験があるでしょう。笑顔は大切な要素ですが、笑顔になることが目的ではありません。

　笑顔ひとつとっても、患者さんに伝えたい思いも違えば、患者さん

の受け取り方も異なります。対人コミュニケーションで重要なのは、あなたが"伝えたい思い"が相手に"伝わっているか"なのです。

このように、行動の根拠を一つ一つ意識すると、笑顔の価値が変わります。

そこでもう一歩先に進むために、自分の今日の笑顔は相手にどう伝わったか、帰る電車の中やお風呂に入りながら、1日1回だけでも振り返ってください。

「今日の私の笑顔はどうだったかな」

「あの患者さんにあんなふうに言ったから、あのような表情だったんだな」

「あのとき、ああいう表情じゃないほうがよかったかな」

と振り返るとことで、自分の在り方を振り返ることができます。この習慣を続けると、必ずあなたの接遇力は変わります。

接遇は、特別なトレーニングが必要だと思われてしまいがちですが、そんなに特別なことではないのです。1日を振り返って、自分がどうだったか内省することが、最良のトレーニングになり、看護力につながるのです。

そして、最大のポイントとして覚えておいていただきたいのは、笑顔の振り返りを実践する意図です。それは、

タイトな医療現場では、自分自身を振り返ることができなくなっているときにヒヤリやインシデントが起きている

ということです。つまり、医療接遇は医療安全に直結しており、患者さんを守るためだけではなく、医療者としてあなた自身の身を守るためにもあるといえます。

看護師が笑顔に込めた思いは……？

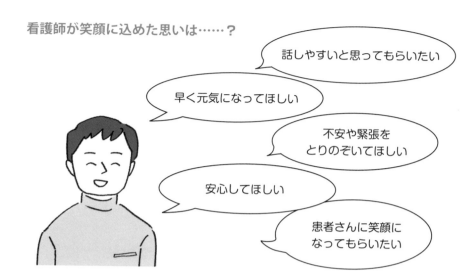

話しやすいと思ってもらいたい

早く元気になってほしい

不安や緊張を
とりのぞいてほしい

安心してほしい

患者さんに笑顔に
なってもらいたい

笑顔を向けられた患者さんが抱く感情は……？

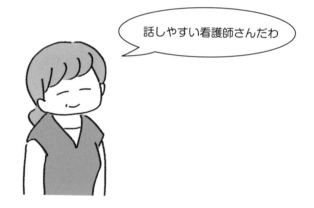

話しやすい看護師さんだわ

part **4** のまとめ

☑ 看護力を高めるには、求められる看護力を理解し、いかに発揮していくかを考え、実践する。

☑ 「この患者さんはどのようにしてもらいたいのか」「本当は何を訴えているのか」というニーズを引き出すのがその先の看護であり、本来の目的である。

☑ 情報の共有を深めるには「きく」のスキルが大事。
「聞く」→「訊く」→「聴く」。

☑ 「聞く」は自動的に耳に入ってくる情報を理解するための「きく」。

☑ 「訊く」は発信者の言いたいことをより深く知るための「きく」。

☑ 「聴く」は想いや本心を察するための「きく」。

☑ 問題が起きたときに、解決策に焦点を当てる質問や提案を考える。

☑ 何が悪かったかだけではなく、何がよかったかを認識し、次につなげることがレベルアップになる。

☑ 医療接遇は、内省することが最良のトレーニングになり、看護力の向上につながる。

さくいん

福岡 かつよ （ふくおか・かつよ）

医療接遇コンサルタント／ラ・ポール株式会社代表取締役。鹿児島県生まれ。厚生労働省の外郭団体に勤務し、医療・介護の現場を対象にしたさまざまな調査研究に携わったことから、医療機関向けの接遇に取り組む。

以降、20年にわたり医療・介護に特化し、接遇を通じて現場を活性化させるべく、大学病院からクリニックまで幅広くコンサルティングを主体に、全国各地で年間180本以上の講演・研修を行っている。

「日本の未来は、医療現場が元気であること」と、これまで10万人を超える医療者に医療接遇を提案している。

ラ・ポール株式会社公式サイト：https://ra-pport.com

ブログ「元気になりました！」が1番嬉しい!! にて医療接遇のヒントを配信中：https://news.ra-pport.com/

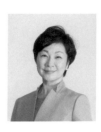

看護師のための 医療安全につながる接遇
自分と患者を守るコミュニケーション力

2020年11月18日　初版発行
2022年 3 月25日　初版第 2 刷発行

著者　　福岡かつよ
発行者　荘村明彦
発行所　中央法規出版株式会社
　　　　〒110-0016　東京都台東区台東3-29-1　中央法規ビル
　　　　TEL 03-6387-3196
　　　　https://www.chuohoki.co.jp/

イラスト　長尾映美
編集協力　ヴィンセント
印刷・製本　株式会社ルナテック

ISBN 978-4-8058-8211-5